高 等 医 药 院 校 试 用 教 材

各 家 针 灸 学 说

（供针灸专业用）

主　　编 魏　稼
编　　委 吴绍德
李　锄
邵经明

上 海 科 学 技 术 出 版 社

图书在版编目(CIP)数据

各家针灸学说/魏稼主编. —上海：上海科学技术出版社,1987.12(2025.5 重印)

高等医药院校试用教材

ISBN 978-7-5323-0117-1

Ⅰ. ①各… Ⅱ. ①魏… Ⅲ. ①针灸学—中医学院—教材 Ⅳ. ①R245

中国版本图书馆 CIP 数据核字(2011)第 018812 号

各家针灸学说

主编　魏　稼

上海世纪出版(集团)有限公司
上 海 科 学 技 术 出 版 社 出版、发行

(上海市闵行区号景路 159 弄 A 座 9F-10F)

邮政编码 201101　　www.sstp.cn

上海华顿书刊印刷有限公司印刷

开本 787×1092　1/16　印张 7

字数 159 千字

1987 年 12 月第 1 版　2025 年 5 月第 27 次印刷

ISBN 978-7-5323-0117-1/R·23

定价：20.00 元

前　言

由国家组织编写并审定的高等中医院校教材从初版迄今已历二十余年。其间曾进行了几次修改再版，对系统整理中医药理论、稳定教学秩序和提高中医教学质量起到了很好的作用。但随着中医药学的不断发展，原有教材已不能满足并适应当前教学、临床、科研工作的需要。

为了提高教材质量，促进高等中医药教育事业的发展，卫生部于一九八二年十月在南京召开了全国高等中医院校中医药教材编审会议。首次成立了全国高等中医药教材编审委员会，组成32门学科教材编审小组。根据新修订的中医、中药、针灸各专业的教学计划修订了各科教学大纲。各学科编审小组根据新的教学大纲要求，认真地进行了新教材的编写。在各门教材的编写过程中，贯彻了一九八二年四月卫生部在衡阳召开的"全国中医医院和高等中医教育工作会议"的精神，汲取了前几版教材的长处，综合了各地中医院校教学人员的意见；力求使这套新教材保持中医理论的科学性、系统性和完整性；坚持理论联系实际的原则；正确处理继承和发扬的关系；在教材内容的深、广度方面，都从本课程的性质、任务出发，注意符合教学的实际需要和具有与本门学科发展相适应的科学水平；对本学科的基础理论、基本知识和基本技能进行了较全面的阐述；同时又尽量减少了各学科间教材内容不必要的重复和某些脱节。通过全体编写人员的努力和全国中医院校的支持，新教材已陆续编写完毕。

本套教材计有医古文、中国医学史、中医基础理论、中医诊断学、中药学、方剂学、内经讲义、伤寒论讲义、金匮要略讲义、温病学、中医各家学说、中医内科学、中医外科学、中医儿科学、中医妇科学、中医眼科学、中医耳鼻喉科学、中医伤科学、针灸学、经络学、腧穴学、刺灸学、针灸治疗学、针灸医籍选、各家针灸学说、推拿学、药用植物学、中药鉴定学、中药炮制学、中药药剂学、中药化学、中药药理学三十二门。其中除少数教材是初次编写外，多数是在原教材，特别是在二版教材的基础上充实、修改而编写成的。所以这套新教材也包含着前几版教材编写者的劳动成果在内。

教材是培养社会主义专门人才和传授知识的重要工具，教材质量的高低直接影响到人才的培养。要提高教材的质量，必须不断地予以锤炼和修改。本套教材不可避免地还存在着一些不足之处，因而殷切地希望各地中医药教学人员和广大读者在使用中进行检验并提出宝贵意见，为进一步修订作准备，使之成为科学性更强、教学效果更好的高等中医药教学用书，以期更好地适应我国社会主义"四化"建设和中医事业发展的需要。

全国高等中医药教材编审委员会

一九八三年十二月

编 写 说 明

《各家针灸学说》是高等中医院校针灸专业新设置的一门课程。因教学大纲与教材均系草创，且大纲定稿后教材又经反复修改，故大纲与教材的内容不尽相符，各院校可在教学过程中作必要的调整。

本教材除将原大纲附篇中的陈延之、王惟一、许叔微、席弘、陈会、刘瑾、王国瑞、徐凤、汪机、杨继洲、张介宾、吴亦鼎十二家改置各论之中以外，还补写了巢元方、庄绰、李梴、郑宏纲、夏春农五家。教材内容包括了八大流派、三十多家学说与贡献，以及五部古代医籍的针灸学成就。

本书总论及附论部分，由江西中医学院魏稼执笔；各论部分，上海中医学院吴绍德撰写了何若愚、窦默、王国瑞等各家学说，河南中医学院邵经明撰写了张从正等各家学说，江西中医学院彭荣琛撰写了徐凤、汪机、高武、吴亦鼎等各家学说，南京中医学院李锄撰写了王执中等各家学说，魏稼撰写了巢元方、窦材、席弘、陈会、刘瑾、李梴、杨继洲、郑宏纲、夏春农等各家学说。此外，湖北中医学院孙国杰、北京中医学院耿俊英、浙江嘉兴市第一人民医院盛燮荪等做了部分章节的起草工作。当书稿各论基本完成后，彭荣琛又进行了初步的修改加工。最后，全书由魏稼、吴绍德修订、统稿和定稿，邵经明及江西中医学院王建新、谢兴生对全部引文进行了核对和校正。本书还曾得到中国中医研究院针灸研究所郑其伟的帮助。

出席本教材审稿定稿会议的，除以上的部分同志外，还有全国高等医药院校中医教材编审委员会副主任委员、南京中医学院教授邱茂良和上海中医学院教授裘沛然、上海中医学院副教授李鼎、浙江中医学院副教授高镇伍、陕西中医药研究院陈克勤、北京中医学院徐皖生、葛原等。

本教材是根据 1982 年 10 月中央卫生部在南京召开的全国高等中医院校教材编审委员会议精神编写的。虽然前后历时三年余，开了三次审稿会议，稿经数易，增删多次，不足之处在所难免，希望各院校通过教学，提出意见，以便今后修改补充，使之不断完善。

编 者

一九八六年十二月

目　　录

绪　　言

上篇　总　　论

中篇　各　　论

下篇　附　论

绪　　言

各家针灸学说，是针灸医学新开拓的研究领域，旨在研究历代医家、针灸家的针灸学说及其不同流派的一门学科。

所谓各家，既包括对中医药各学科有建树的历代中医通家，当然更包括有成就的针灸专门家。

学说指学术上自成系统的主张、见解、理论；流派则指学术观点、思想、见解或主张、风格、倾向和工作方法、内容基本相同的学者所形成的派别而言。由于两者关系密切，故针灸流派也是本课程研究的范围。

学习各家针灸学说的目的，在于通过熟悉历代各家的针灸学术思想、理论、成就、渊源、影响以及所属流派，进一步丰富所学的理论知识和基本技能；并从中汲取经验教训，作为从事教学、临床、科研工作的参考。为承先启后，继往开来，贯彻古为今用原则提供借鉴，促进和加速针灸医学的发展。

通过本课程的教学要求：① 了解建立新学说、新流派的重要意义；② 熟悉各家生平、著作、学说、学术思想、学术成就等；③ 对各家针灸学说和流派的产生、形成、发展及其地位、作用、相互关系和影响有较全面的认识和较正确的评价；④ 对针灸医学的发展进程有较系统的了解；⑤ 在工作中能博采众长，广泛汲取前人的经验教训；⑥ 初步掌握发掘研究古代针灸文献的线索和方法。

上篇　总　论

1　各家针灸学说的学术渊源和理论基础

各家针灸学说的学术渊源，主要有以下四个方面：一是源于前代文献，如晋代以后的各家学说，大多导源于《黄帝内经》（以下简称《内经》）、《八十一难经》（以下简称《难经》）、《针灸甲乙经》（以下简称《甲乙经》）等经典著作；二是源于师授，如徐凤自称深得彭九思、孟仲倪两公传授，罗天益师李东垣，刘瑾师师陈会等，他们的学说多受其师学术思想的影响；三是源于家传，即所谓家学渊源，如张璧即是继承家学，徐文伯、王国瑞、凌云等也都以针灸家世相传而闻名于世；四是源于人民群众的实践经验，有的医家勤于访书觅友，向广大人民群众学习，如葛洪、赵学敏等从民间采访到不少针灸经验，笔之于书，形成了自己的特色。当然，以上四个方面的来源是不可截然分割的。事实证明，不少医家的学术观点，并不单纯来自某一方面，如窦默学说的形成，既有师授因素，也包括《内经》对他的启示，还有从宋子华那里得来的秘传等。

至于理论基础，主要是我国早期的医学文献，包括长沙马王堆汉墓出土的《帛书经脉篇》，《内经》《难经》，甘肃武威汉墓出土的《武威汉代医简》，《伤寒杂病论》《脉经》《甲乙经》等，特别是其中的《内经》《难经》《甲乙经》三书，对后世影响最为深远，纵观我国一千多年以来许多针灸学者，他们在学术上的成就和建树，无不导源于这三部经典著作，无不是对三书内容的补充和发挥。因此，这三书是各家针灸学说的共同学术渊源和理论基础，对于它们在针灸学上的成就及影响，必须要有较全面的了解。

1·1　《内经》的针灸学成就及其对各家针灸学说的影响

《内经》的问世，有着划时代意义，这部约 30 万字的著作，主要载述中医的基础医学，其中临床医学涉及药物方剂甚少，却用了很大篇幅记述针灸医学内容，正如汪石山《针灸问对》中载："《内经》治病，汤液醪醴为甚少，所载服饵之法才一二，而灸者四五，其他则明针法，无虑十八九。"书中多处引述"九针"（又名"针经""针论"）、"刺法"、"经脉"等远古文献，反映了我国早期的针灸医学概况，它是我国针灸发展史上的第一座丰碑，标志着战国秦汉时期，针灸就已有了系统的理论，并已发展成为一门重要学科。虽然当时已有药物按摩等多种治疗手段，但《灵枢》开宗明义第一篇还是强调"先立针经"，《素问·八正神明论》也指出"法往古者，先知针经"，足见在我国早期临床医学中，针灸有着不同寻常的地位。

《内经》的经络理论是较为完备的，《灵枢》"本输"等篇首先指出了经络对指导临床的重要意义。"经脉""脉度""骨度""百病始生""邪气藏府病形"等篇载述脉的含义、经与络的不同概念及相互关系。《素问》"五常正纪大论""调经论"和《灵枢》"本藏""邪气藏府病形"篇等载述经络的生理作用，《灵枢》"海论"及"营卫生会""营气""卫气行"等载述经络气血的来源、循行途径及其与内脏肢节的联系，《灵枢·逆顺肥瘦》篇载述手足三阴三阳经的行走方向,《灵枢·天年》《素问·调经论》篇关于经络病变与人的生长、衰老的关系等均有较详细的论述。《灵枢》"经脉""经别""百病始生""经筋""痈疽",《素问》"热论""皮部论""调经论""缪刺论""五藏生成"等,不但记载了十二经脉、十五络、十二经别、十二经筋的循行分布与病候,而且说明了外感病邪可由皮毛到络、到经、到内脏,由表入里、由浅入深地传变。运用经络作为诊断手段也由来已久,《素问》"经络论""三部九候论""诊要经终论"和《灵枢》"终始"等,论述了观察络脉诊断疾病及切诊经脉部位的关系等问题。至于经络理论在临床治疗上的运用,《内经》中也论述按经取穴及表里经互用等原则,成了后世医家师法的准绳。

总之,《内经》的经络理论比较系统全面,它对后世各家学说的影响也是深远的,例如张仲景创立六经辨证理论体系指导临床,即是根据《素问·皮部论》等外邪由表入里之说,提出病在太阳即刺阳明,"使经不传则愈"这个"上工治未病"的观点的。其六经分证,也是在《素问·热论》的基础上发展而来。又如《丹溪心法》中的手足阴阳经"合生见证",也源于《内经》经络脏腑表里相关论,这种"合生见证"说,对扩大经络的辨证论治范围,开拓临床视野都有积极意义。由于经络在针灸医学中的重要地位,所以历代医家无不对它深为关注。元明以后许多学者都专门从事这方面的研究,以滑伯仁为代表,他裒集《灵枢》"本输""营气"及《素问·骨空论》等内容,将十二经脉加上任督脉合称为"十四经脉",成为著名的十四经学说;李时珍则专门从事奇经八脉的研究,他根据《灵枢》"五音五味""逆顺肥瘦""脉度""动输""经别"以及《素问》"举痛论""痿论"等,写成了《奇经八脉考》一书。

《内经》的腧穴理论记载不大完整,有的腧穴缺去部位,有的则缺去作用,有的甚至没有名称,只有对部位或取穴法的描述。尽管如此,但毕竟还有 100 多个常用穴位名称。而且《灵枢·骨度》篇和《素问》"骨空论""血气形志篇"等对腧穴定位法;《灵枢》"经筋""背腧""五邪"篇等对阿是穴定位的客观指标;《灵枢》"本输""寿夭刚柔""五乱""九针十二原""邪气藏府病形""经脉""背腧"等篇对特定穴理论均有所论述。特别是对五输穴理论,阐述比较全面。还有原穴、下合穴、十五络穴、五脏背腧等也都有载述。

《内经》的腧穴理论对后世也有较大影响,例如《灵枢》"经筋""背腧"等篇中"以痛为输"及"按其处应在中而痛解"等观点,宋代的王执中在临床应用上就深得其中三昧,如治哮喘,按压肺俞穴出现"其疼如锥刺";治痫症,按压风池"皆应手痠疼";治梦遗,点按"肾俞痠痛";治咳嗽,"以手按其膻中穴而应";治痢疾,"为按其大肠俞疼甚";治带下,按带脉穴,"莫不应手痠疼"等,然后在其处施灸或用火针刺治皆获良效。又如金代的刘完素,即以善用五输穴、井穴、原穴而擅名,在他的著作《素问·病机气宜保命集》中约有 20 种病证用到针灸治疗,用穴总数仅 30 余个,且多数是五输穴,不少疾病仅用一个井穴或一个原穴治疗。还有李东垣重视脾胃学说,在《脾胃论》中的"大肠、小肠、五藏皆属于胃,胃虚则俱病论",就是继承了《灵枢·本输》篇中"大肠小肠皆属于胃,是足阳明也"的观点而来的,他认为上下巨虚虽分属大小肠,但皆属足阳明胃经,故脾胃虚弱可用上下巨虚施治。

《内经》虽然对灸法论述较为简略,但针法成就则是显著的。从《素问·宝命全形论》等记载看,当时既有金属针,又有石制的砭针、镵石。而针具又有九种不同形状、不同用途。《灵枢》"官针""九针十二原""九针论"和《素问·针解》等对九针的名称、取法、长度、形状、作用、主治、操作法、注意事项等均有描述。此外,《灵枢》"寿夭刚柔""官针""经筋"篇及《素问·调经论》等还有"焠刺""燔针"之说,开后世火针温针治病的先声。《素问·缪刺论》《灵枢·官针》篇等记载了各种刺法,如恢刺、扬刺、偶刺、合谷刺、大写刺、赞刺、络刺、豹文刺、毛刺、浮刺、短刺、缪刺、巨刺等,内容丰富,足资借鉴。关于放血刺络疗法,在《内经》的针灸治疗学中,更有特殊重要地位。全书一百六十篇中,有40多篇涉及此法的应用,诸如疟疾、腰痛、癫狂等的治疗,不少是采用放血手段的。至于针刺补泻手法,《素问》"八正神明论""离合真邪论""调经论""针解"及《灵枢》"官能""小针解"等篇均有所论述,阐明了补泻方法的操作及主治范围等。对针刺得气,《内经》中有较广泛的讨论,在《灵枢》"终始""九针十二原""小针解"等篇章就强调了得气与疗效的关系。还有针刺深浅、留针、出针、针刺禁忌等也有较广泛的讨论,尤其是《素问》"诊要经终论""刺禁论""四时逆从论"中提到的针刺不当所造成的严重后果,不少可作前车之鉴。

《内经》中有关针法灸法学成就对后世各家针灸学说的影响之大,也是极为深远的,首先是关于针刺得气、候气的理论,元初著名针灸家窦汉卿受其启发,他在《针经指南·标幽赋》中描绘了针下得气的手指感应。与他同时代的晚辈罗天益于《卫生宝鉴》一书中说他曾向窦氏请教针法,窦说:"凡用针者,气不至而不效。"后来,罗氏与当时另一位杰出针灸家忽泰必烈谈论及此,忽君也深表赞同。再从《针经指南》所载十四字手法来看,也是导源于《内经》,只不过经他做了一番加工整理概括提高而已。再如放血刺络疗法,对后世这个流派的形成,也产生了不可估量的影响。如金元时代的张子和,就以善用刺络放血而卓然成家,他的学术渊源从《儒门事亲》一书中就可看出,是既遵《内经》遗训,而又发展了《内经》学说的。

《内经》的针灸治疗处方甚多,《灵枢》"根结""四时气""五邪"和《素问》"咳论""痹论"等,确立了选穴处方两大原则,即按经选穴原则和按脏腑选穴原则。关于病所与选用穴位的关系,归纳《灵枢》"终始""官针""海论""厥病""上膈"等篇所述,可知有局部选用、远隔选用,局部与远隔配合选用三个方面。《内经》记载了三十多类病证的针灸处方,其中对热病、疟疾、痹证、腰痛、心腹痛、水肿、癫狂等叙述尤多。

这些针灸治疗处方学成就对后世影响也显而易见,如分部选穴处方原则,晋隋时代的名医陈延之就体会很深,并称之为近道法、远道法(《小品方》:"师述曰:孔穴去病,有远近也。头病,即灸头穴;四肢病,即灸四肢穴;心腹背胁亦然……此为近道法也。远道针灸法:头病,皆灸手臂穴;心腹病,皆灸胫足穴,左病乃灸右,右病皆灸左")。又如"按经取穴"原则,对王叔和、李梃、徐灵胎等人的学术思想颇有影响。《脉经》中"平三关阴阳二十四气脉第一"所述左右寸关尺二十四种病证及脉象所刺部位,多无具体穴位,只提刺其经脉。再如张洁古、云歧子对伤寒热病的治疗,也多取法《内经》,除了重复《素问·刺热论》热病五十九刺取穴法以外,其热病汗不出、伤寒结胸、痞气、三阳头痛、三阴腹痛、伤寒少阴病、阴毒症的治疗,也是在《内经》针灸治热病的理论基础上发挥而来的。

1·2 《难经》的针灸学成就及其对各家针灸学说的影响

《难经》是继《内经》之后出现的又一部医学经典著作。全书八十一难中有三十二难涉及针灸学内容,在阐明经络学说中的奇经八脉理论,腧穴学中的八会穴、五输穴理论,刺灸学中的针刺补泻手法、得气等方面,均有突出成就。

"奇经八脉"一名,即首见于《难经》。《难经》第一次提出奇经八脉是区别于十二经脉的一个独立的经脉体系。"二十七难"指出:"凡此八脉者,皆不拘于经,故曰奇经八脉也。"其"二十八难""二十九难"等对八脉的作用、起止、分布、病候等做了简明扼要的论述,使《内经》中那些散乱的内容归于统一,发展了奇经八脉理论,成为后人论述奇经八脉的重要依据。

其次是八会穴理论,《难经·四十五难》首次提出:"腑会太仓,脏会季胁,筋会阳陵泉,髓会绝骨,血会隔俞,骨会大杼,脉会太渊,气会三焦外一筋直两乳内也。"(注家谓即膻中穴)"热病在内者,取其会之气穴也。"这对后世临床起到了积极的指导作用。对俞募穴理论,《难经》虽未明确指出其具体穴位,但"六十七难"提到了"五脏募皆在阴,而俞皆在阳",奠定了俞募理论基础。对十二原穴,《难经》将《灵枢·九针十二原》中五个五脏经原穴加"本输"篇六腑经原穴,再补充心经原穴兑骨(神门),使十二原穴趋于完整,并提出了原穴是三焦原气留止的部位,阐明了原穴的性质;治疗范围也由"九针十二原"的五脏疾病扩大到"五脏六腑之有病者"(见"六十六难")。对五输穴理论,也有新的发挥,如配属五行及主治病证等都做了详尽的描述。"六十四难"阐发了五门十变刚柔相配的关系,成为子午流注的理论基础。

"六十九难"以后,是有关配穴法及刺法理论的论述,包括针刺深浅、得气、补泻手法及配穴等内容。特别是关于双手配合操作和得气问题的见解,更值得注意。强调针刺操作过程中左手动作的重要性,指出"知为针者,信其左;不知为针者,信其右。当刺之时,先以左手压按所针荥俞之处,弹而努之,爪而下之,其气之来,如动脉之状,顺针而刺之……不得气,是为十死不治也"(见"七十八难")。事实证明,左手在针刺操作过程中有协同作用,用是否得气来判断病人的预后有一定的意义。至于"八十难"所谓"左手见气来至,乃内针,针入见气尽,乃出针",也有一定现实价值。

五行学说的应用,在《难经》中除了五输配五行外,"六十九难"首先提出"虚者补其母,实者泻其子"的补泻配穴原则,此即所谓子母配穴法。"七十九难"谓"迎而夺之者,泻其子也;随而济之者,补其母也"。还举例说明:如心属火,心病而泻本经俞穴,俞属土,则为迎而夺之的泻法;反之,如补本经的井穴,井属木,乃为随而济之的补法。又如肝病实证,刺本经荥穴,亦实则泻其子之义,因肝属木,荥属火,木生火,火为木之子故也。将《内经》的迎随补泻原则,诠释为配穴法,明代汪机称为"子母迎随法"。对一病而虚实夹杂者,"七十五难"主张先补后泻,即所谓泻南补北法。此外,"八十一难"还告诫人们要认真掌握针刺补泻,不要"损不足而益有余",造成不良后果。除上述取穴补泻之外,还提到手法补泻,"七十八难"谓进针得气之后,将针"推而内之是谓补,动而伸之是谓泻",成为后世提插补泻的滥觞。

《难经》的针灸学成就对各家针灸学说也有重要影响。例如其奇经八脉理论,就是明代李时珍《奇经八脉考》的主要参考文献之一。五腧配属五行的五门十变理论,则为金代何若愚的《子午流注针经》及其创立的子午流注学说打下了基础。八会穴理论,给后世医家提出了新的研究课题。如明代的袁坤厚认为八穴可治气、血、筋、骨、脉、髓、藏、府八者之病;而清代孙鼎宜则认为八会主治的热病,乃外感病的通称。在临床上,《此事难知》用绝骨治百节疼疼;《针灸资生经》治上气喘咳用膻中;《针灸大成》杨氏医案治泻痢用章门、中脘;《类经图翼》谓膈俞统治血病等,显然都是受《难经》八会穴理论的影响。

《难经》有关针灸补泻手法得气的记述,对后世各家针灸学说有不可估量的影响,例如《针灸大成》就专列《难经补泻》一章,且用图表形式解释其含义与应用方法。又如明代针灸家徐凤撰《金针赋》,其中有不少内容是继承与发扬《难经》学说的,如谓"候(气)之不至,必死无疑"。又如"是故爪而切之,下针之法……弹则补虚……"等,既源于《难经》,又有所发挥。

1.3 《甲乙经》的针灸学成就及其对各家针灸学说的影响

晋代皇甫谧(215—282年)所撰《甲乙经》,根据《灵枢》《素问》《明堂孔穴针灸治要》三书,参考《难经》有关文献,使"事类相从,删其浮辞,除其重复,论其精要"写成。它是我国现存最早而较全面的系统性针灸专著。

《甲乙经》对十四经腧穴做了全面系统的归纳整理,把349个穴位的别名、部位、取法、何经所会、何经脉气所发、禁刺、禁灸以及误刺误灸所带来的不良后果、针入深度、留针时间、艾灸壮数等,都做了具体的载述。虽然其穴位排列顺序是按头、背、面、耳、颈、肩、胸、腹、手三阴三阳经、足三阴三阳经,由肢末至头面躯干依次向上向中,与后世按十四经循行分布之排列顺序不同,但毕竟结束了经穴分离的局面,使经脉和腧穴理论初步地结合起来了。

穴位的别名,晋以前文献记载很少,《甲乙经》载有70多个,个别穴位甚至有3~4个名称,如攒竹、石门、承扶等。别名的出现,一方面意味着腧穴理论的发展;另一方面,对理解穴位的位置与作用也提供了方便。例如承山又名鱼腹,少海又名曲节,攒竹又名夜光,地机又名脾舍等,都十分形象而生动地概括了穴位的位置和作用特点。

不少穴位,《内经》仅有其名,未载取法和部位,而《甲乙经》做了补充,如取风府,"疾言,其肉立起;言休,其肉立下";取率谷,"嚼而取之";取下关,"合口有孔,张口即闭";取瘈脉,"耳后鸡足青络脉"是穴;取昆仑,按之有"细脉动应手"等。有的根据患者的口腔动作取穴,有的根据体表静脉分布取穴,有的根据触到的脉搏取穴,对提高定穴的准确率有一定意义。

交会穴,首先见于《甲乙经》的有80多个,后世增减极少。这些会穴,大多分布于头面躯干部,头部及腹部又居其半,四肢部仅有三阴交、居髎、臂臑等几个。交会的经脉,一般为2~3条,多的有4条,如中极、关元为足三阴与任脉之会。交会穴理论不仅为后世考定经穴提供了依据,而且对扩大穴位的主治范围也有较大指导意义,如大椎为三阳经督脉之会,不但能治督脉经"脊强反折"等病变,且能治疗所有三阳经病变。

还有所谓"脉气所发"穴,首见于《素问・气府论》,如称督脉气所发有28穴等,似指所有穴位而言。但在《甲乙经》督脉气所发穴中无大椎、陶道、长强等;在349个穴位中,仅有100多个脉气所发穴,与《内经》所述不尽相同,特别是有的穴位根本与所属经脉无关,如兑端为手阳明脉气所发,大迎为足太阳脉气所发,与《内经》把脉气所发作为腧穴所属经脉的代名词,概念显然有异。

关于五输穴,虽《难经》对《内经》所述有所补充,但仍欠完整,《甲乙经》进一步增补了手少阴经五输穴,使之完整。

《甲乙经》的腧穴学理论,对后世"穴法派"影响是众所周知的。如三阴交一穴,《甲乙经》载主治不能久坐、湿痹不能行、足下热痛等下肢病,而徐文伯则用于下胎,《普济方・针灸》载其主治范围已扩展到许多妇科病、下腹部病、肠胃疾病。这些发展,是在《甲乙经》交会穴理论指导下形成的。

《甲乙经》的刺灸学成就,涉及面也很广。

针刺深度:《灵枢・经水》篇仅有某经针入几分的原则叙述,而《甲乙经》则一一做了具体的说明。如一般头面部诸穴刺3分,肢末、背部、胸胁等处刺3~4分,肩部5~7分,腹部

8~10分。这样分别不同情况,保证了针刺的安全。

留针时间:《灵枢经》的论述是原则性的,而《甲乙经》却补充了近200个常用穴的留针呼数,一般每次留6~7呼;少则留1呼,如少商;多则留10呼,如下髎;最多留20呼,如环跳、内庭、公孙等,显然较《内经》具体得多。

唐宋时代风靡一时的起泡化脓灸,在《甲乙经》中也有所反映,如第三卷之末提到"欲令灸发者,炙(原为"灸",义衍,今据《外台》卷三十九改正)履鞴熨之,三日即发"。至于灸的壮数,本书一般为每穴每次3~4壮,其中头部、颈、肩、背等处多为3壮;胸、腋、腹部多为5壮;最少者如井穴,灸1壮;最多者为大椎,灸9壮;个别如环跳穴,则灸至50壮,与现代临床应用基本一致。

此外,《甲乙经》对误刺误灸某些穴位所造成的后果也做了论述,其中有误针引起不良后果的穴位13个,误灸引起不良后果的穴位29个。如刺神庭诱发癫疾;灸脑户、风府、哑门引起失音;灸地五会使人瘦、不出三年死;灸天府使人逆气;灸经渠可伤神明;灸气冲致不得息;灸丝竹空引起目小及盲等。有的也许是针后出血过多造成,如针颅息出血多杀人;有的是刺中重要血管,如刺人迎过深杀人,与刺中颈动脉窦引起血压突然下降而致昏厥有关;有的为针刺胸背、肩、腋等处过深造成气胸、呼吸困难,如缺盆、云门;有的则是由于消毒不严或用化脓灸而引起感染,如针刺脐中导致"恶疡",灸乳中"生蚀疮"等。可见古人禁针禁灸之说,并非无稽之谈。

《甲乙经》的刺灸学成就对后世各家针灸学说的影响也是不小的。首先是针刺深度的提出,为推广针刺的临床应用,保障患者的安全提供了理论依据。其次是留针时间,后世各家之说多源于此书,也说明其影响之深。关于灸法,虽《甲乙经》论述较少,但其发灸疮一法,对后世各家强调用灸必发灸疮的主张影响较大,如宋代王执中即主张"凡著艾得疮发,所患即差,不得疮发,其疾不愈"(见王执中《针灸资生经》第二卷《治灸疮》)。

《甲乙经》从7~12卷,以将近一半的篇幅记述了约200种病证的500多个处方,其内容多是现存晋以前其他古籍中所未记载的。其处方特点:① 单方多,指一病一穴或一症一穴,如"呕血上气,神门主之""暴瘖不能言,支沟主之"等。② 多提及取具体穴位,较少称取某某经脉,如治疟,《内经》谓间日疟不渴刺足太阳;而《甲乙经》则指出:"疟,不渴,间日作,飞扬主之。"③ 处方内容较少提到用针或用灸,用补或用泻。虽有"腹满不能食,刺脊中""肠中常鸣,时上冲心,灸脐中""凡唾血,泻鱼际,补尺泽"等记载,但为数甚少。④ 处方多先述近取穴,后述远取穴,且前者多而后者少,如《手足阳明脉动发口齿病第六》一篇,对龋齿齿痛,先提到用目窗、正营、浮白、完骨、颧髎、兑端、耳门、龈交、颊车、上关、下关、角孙等近齿部穴位,然后述及取温溜、三间、液门、四渎、阳谷、合谷等远隔齿部穴位。

《甲乙经》的针灸处方治疗学成就也是巨大的,晋以后的许多文献,都把本书奉为经典之一加以引用;有的医家用其理论指导临床,如葛洪治霍乱灸中脘,先吐者灸巨阙;治身面俱肿灸足内踝下白肉际,无不源于《甲乙经》。有的在实践中取得了较好的疗效,如《针灸资生经》治衄灸上星;《续名医类案》载腰脊痛灸申脉等。

以上是各家针灸学说的主要学术渊源和理论基础。应当指出,任何自然科学要创立新的学说,都离不开思维,而思维必须遵循逻辑范畴,逻辑范畴来自哲学,故古代医家的哲学思想对其学说在形成过程中的影响是不能低估的。

2　古代针灸流派

我国针灸医学，经历了漫长的历史发展长河，通过反复从实践到理论，又从理论到实践，无论在研究深度或广度上都有长足进展。古代许多学者，在探索针灸的未知世界中，以不同内容为中心，运用不同研究方法，从不同角度提出了不同的观点和理论，因而形成了众多的学说和流派，这对丰富和发展针灸医学，起到了巨大的推动作用。

学说与学派的关系是十分密切的，但学派与流派两者概念不尽相同。学说是构成学派的要素，是形成学派的基础，有学派必有学说，没有学说的学派是不存在的。但这里所谓流派则涉及范围更广，它既包括有学说的学派，也包括对某些问题的主张、见解和风格、倾向，而并不一定都有系统的学说。如葛洪这个流派是重在用灸治疗急症，但在他的著作中，却难找到反映其学术观点的系统理论；又如何若愚倡子午流注纳甲法，但作为按时取穴流派的理论，仍然不够全面。

古代针灸学者，大多没有自我宣称属何流派，因此，这里是根据文献记载，再按其学术思想特点，人为地进行划分的。所称"针派"，即泛指针灸流派而言，并不单纯指针法流派。因为《四库全书总目提要·明堂灸经》中提道："古法多针灸并言，或惟言针以该灸……"因此，所谓"针派"，即针灸流派的概括。

2·1　针灸流派起源的传说

针灸疗法，萌芽于古老的原始社会，从考古发现和现存最早文献中可以看出，我们的祖先远在石器时代（约公元前21世纪前）就已广泛采用石制的原始针具和艾火刺激体表一定的部位治病了。随着社会的进步，生产的发展，经验的积累，这种疗法得到了不断的提高。特别是到了商代盘庚（公元前14世纪）后，进入了文字大量产生和孳乳时代，为针灸疗法发展成为一门医学创造了条件。《帛书·经脉篇》的出土（又名《足臂十一脉灸经》《阴阳十一脉灸经》）说明，远在春秋战国时代，针灸就已有了文字记载。此后，系统性医学专著《内经》的问世，以大量篇幅记载着针灸学理论，意味着针灸已发展成为一门学科。

战国时代（公元前481—221年），学术界出现了诸子蜂起、百家争鸣的局面，标志着我国文化的空前繁荣。范文澜《中国通史简编》第一编第四章"古代文化的创造"一书指出，此时已有"法家学派"，并提到郑国的"子产则是法家学派的创始人"。又在本书第五章"战国文化的一般状况"中说，这个时期还有"儒、墨、道三大学派"，虽未提及医家学派，但根据文献考证可以断定，针灸学派也是存在的。近人谢利恒《中国医学源流论·医学变迁》云："吾国医学之兴，遐哉尚矣！《曲礼》：'医不三世，不服其药。'孔疏引旧说：'三世者，一曰《黄帝针灸》，二曰《神农本草》，三曰《素女脉诀》，又云《天子脉诀》。'此盖中国医学最古之派别也。其书之传于后世者，若《灵枢经》，则《黄帝针灸》一派也；若《本经》，则《神农本草》一派也；若《难经》，则《素女脉诀》一派也。其笔之于书，盖亦在周秦之际……"

"黄帝针灸"是我国最古的医学流派之一。黄帝就是这个派别的代表人物之一，据《内经》和晋代皇甫谧的《帝王世纪》《甲乙经》以及宋代罗汝的《路史》记载，这一学派的创始人和传播者，实为当时的名医岐伯。从《内经》经文多以黄帝、岐伯问答形式出现，可见岐伯为黄帝之师;岐伯为此派核心人物。《甲乙经·序》称"黄帝咨访岐伯、伯高、少俞之徒……而针道生焉",也证明了这一点。再从《路史》等文献所述,可知这一派别还有俞跗、雷公、少师、巫彭、桐君等一大批学者,当然包括岐伯之师僦季贷。除《内经》外,《隋志》中的《岐伯经》,《旧唐书》中的《黄帝明堂经》《黄帝针灸经》,《新唐书》中的《岐伯灸经》,《宋史·艺文志》中的《岐伯针经》,当属记载这个流派学术观点的专著。此外,《宋史·艺文志》有《伯乐针经》一书,谓为春秋战国时作品,刘向《列仙传》及伪蜀《马鉴续事始》《古今医统》等书中称黄帝时有个善于用针灸医马的名医马师皇。《列仙传·师皇篇》谓师皇医马病,"针其唇下及口中,以甘草汤饮之而愈"。可见当时还有兽医针灸流派存在。至于《左传》中的医缓、医和,则是另一派的首领。凡此说明,黄帝岐伯针派,不过是较大的一个派系而已。

由于黄帝岐伯针派影响甚大,且后世医家多把《内经》奉为经典,以致这一流派的学术思想,理所当然地成为我国针灸医学的正宗。

黄帝岐伯针派之后,战国时还出现了著名的扁鹊针派,司马迁《史记·扁鹊仓公列传》称扁鹊精通针灸,曾因用针灸治愈了虢太子的尸厥而轰动一时。他的老师为长桑君,学生有子阳、子豹、子明等人。虽未留下著作,但从他对虢太子尸厥的治法来看,不见于其他远古文献,表明它的学术观点不同一般。扁鹊为今河北任丘人,可见河北也为我国针灸发祥地之一,并在那里形成了另一个针灸流派。

综上所述,可见我国远古针灸流派传说很多,其形成年代,则是伴随着针灸学科的形成而肇始于春秋战国时代,这些流派的学术思想,是发展后世针灸各种流派的基础。

2·2 战国以后的主要针灸流派

战国以后的针灸流派很多,但按工作性质、内容及学术倾向区分,概括起来主要有八大派,即经学派、经穴考订派、穴法派(包括按时取穴)、手法派、刺络放血派、重灸派、重针派和临床各科诸派。分述如下:

2·2·1 经学派

即主要从事《内经》《难经》等经典著作研究的一个流派,其工作内容主要有校勘、分类、考证、注疏、训诂诸方面。其中,较有成就的学者有杨上善、王冰、杨玄操、滑伯仁、高武、张景岳、马莳、张志聪等。虽然他们提出的共同学术观点理论不多,但对保存经典原貌、校勘经文错简、阐发针灸奥旨等都有巨大贡献。《内经》的整理注释工作,最早为齐梁间的全元起,他注解《黄帝素问》八卷,书名《素问训解》,可惜此书在南宋前已亡佚。只是到了隋唐时代,杨上善才将《内经》分类编纂注疏,撰成《黄帝内经太素》三十卷,成为现存最早的《内经》注本。该书分为十九大类,其中经络、腧穴、九针等篇是专论针灸的。杨氏还撰有训解腧穴的《黄帝内经明堂类成》十三卷,也已亡佚,仅有手太阴肺经一卷,现存于近代孙鼎宜《孙氏医学丛书》中。

注释《素问》影响较大的是中唐时期的王冰,其对针灸学注释引用古籍甚多,除参考《甲乙经》等外,还引用现已散佚的《经脉流注孔穴图经》《中诰孔穴图经》等,补充了《黄帝内经太素》的不足,有些地方还纠正了《黄帝内经太素》的错误,对于进一步阐发《素问》针灸原旨、促进针灸医学的发展起了较大作用。

公元7世纪的杨玄操(一作杨玄孙,一作杨操,一作杨玄),现存他的《难经》注文,保存于《难经集注》一书之中,补充和纠正了吴太医令吕广对《难经》注解的不足之处。《外台秘要》腧穴篇，多引玄操所述，杨氏还有《针经音》《明堂音义》等著作问世。足见其对针灸学的贡献。

以上三人是经学派的早期代表人物，到了元明清时期，由于考据之风盛行，不少医家在研究经典著作方面又做了许多工作，其中比较著名的有元代的滑伯仁，他著有《难经本义》《十四经发挥》等，钩玄析疑，正误取善，颇有成就；其《十四经发挥》一书，综合考证了《内经》《难经》对经脉的论述，附以穴位，图章训释，纲举目张，把经脉孔穴两者结合起来，更便于临床应用。其次是明代高武，他撰有《针灸素难要旨》一书，对内经中的经脉刺灸内容，进行了广泛收集，删繁撷要，并引滑氏《难经本义》注文，成为研习针灸较好的一本参考书。还有马莳将《素问》《灵枢》重新分卷加以注释，其中《黄帝内经灵枢注证发微》九卷，乃《灵枢》经的最早全文注本，为后人研习针灸经文提供了很大方便。明代张景岳则将《内经》原文，据其性质"以类相从"，于 1624 年编成《类经》，全书十二大类，有经络针刺等针灸专章，并且进行了归类注释，其《类经图翼》与《类经附翼》则进一步重点发挥了针灸医学理论，对后世针灸医学的发展也有不可磨灭的功绩。1672 年，张志聪《黄帝内经素问灵枢集注》问世，又使《内经》不少疑难问题进一步得到了阐明。

以上是经学派的概况及其主要成就，他们在针灸学上的共同贡献是阐发经文奥旨，便于后学，对我国古典针灸学的继承发展产生了巨大影响。众所周知，《内经》《难经》的针灸理论是我国针灸医学的正宗。因此，所谓经学派，实际上也就是针灸流派中的正统派。

2·2·2　经穴考订派

致力于经穴考订工作，并有较大成就的学者，称为经穴考订派。

首先是经穴图的绘制。为了使经穴理论直观化、规范化、统一化，不少学者致力于经穴图的研究绘制。我国最早针灸经穴图，在葛洪《抱朴子·杂应》中已有记载，但作者是谁，不得而知。此后，《隋书·经籍志》和《新唐书》《旧唐书》中也有不少著录，其中有姓名可考者，最早为南朝刘宋医家秦承祖，即欧阳修《新唐书·艺文志》中所称的《秦承祖明堂图》，孙思邈《千金翼方》则称之为《秦承祖图》，并说秦图中的错误经针灸大师甄权修订，重新绘成《明堂人形图》，"尔后缙绅之士，多写权图"。可惜这些图迄今都已亡佚。孙思邈对针灸图的绘制也十分重视，他在《千金翼方》中反复强调："孔穴难谙，非图莫可。"不过，现今能见到的最早针灸图只有 1900 年在敦煌出土的唐代针灸图残片，保存完好的只有北宋初年的《太平圣惠方》《铜人腧穴针灸图经》等。

其次是针灸模型的创制，当以王惟一和高武为杰出代表。北宋针灸家王惟一，因针灸经穴"去圣寖远，其学难精……传心岂如会目，著辞不若案形"，乃"铸铜人为式……使观者烂然而有第，疑者涣然而冰释……肇颁四方，景式万代"。首创了我国第一座针灸经穴铜人模型。此后，元世祖又命尼泊尔工匠阿尼哥重新修复；到明英宗时，又下诏"仿前重作"。嘉靖间，四明高武也铸造男、妇、儿铜人各一座。都对经穴理论的统一化、规范化起到了积极作用，为针灸医学的传授提供了方便。

偏重于经穴理论的文献研究，致力于经穴考订的学者甚多，较早的代表人物当推隋代的杨上善及其著作《黄帝内经明堂类成》及北宋王惟一的《铜人针灸腧穴图经》。南宋的王执中根据当时还能见到的远古文献，并以《内经》论述为标准，对穴位定位等也做了一些考证，其《针灸资生经》卷一云："前顶在囟会后寸半骨陷中，甄权云是一寸，今依《素问》寸半为定。"卷后还提道："许希针经之穴，既与诸经不同，其名又异，如兴龙穴之类是已。亦不附入者,不欲以一人之私名,乱诸经之旧穴,以滋后学者惑也。”又如明代问世的《循经考穴编》(作者不详),亦为考证经穴之专著,本书引用了数十种古籍,其中如《习医真格》《明堂诀式》(均已散佚)等,颇有价值,特别是载述的30多种透穴针法,对临床指导意义更大。他如《金兰循经取穴图解》的作者忽泰必烈,《十二经络论》的作者葛可久,《经络发明》的作者金孔贤,《经络详据》的作者吕夔,《经络考》的作者张三锡,《经络全书》的作者尤乘等,都是专门从事经络学研究的学者。还有《铜人穴经》的作者李中梓,《经穴发明》的作者徐春甫,《气穴考略》的作者沈彤等,均在研究穴位方面独树一帜。

关于穴位归经考订,历代医家做了不少工作,如皇甫谧、杨上善、王焘、王惟一等人的著作,就反映了他们各自的观点,然而各执一说,难得公允,只是到《圣济总录》问世,才根据《灵枢·经脉》篇,把354个腧穴较合理地归属于十四经脉,使腧穴归经理论得以初步统一。

2·2·3 穴法派

即注重临床选用穴位的一个流派。这里所称穴法,与一般针灸古籍中所谓穴法,概念不尽相同。如汪机《针灸问对》自序中说,当时针灸大师凌汉章、李千户精于“穴法”,皆能驰名两京,而凌氏取穴不揣按,隔衣亦中;李氏取穴必折量,点记后方针。可知汪机所说,主要指取穴法而言,与我们这里所述穴法还包括穴位主治作用者有异。

选用穴位,一直为针灸学者所重视。皇甫谧《甲乙经》据《明堂孔穴针灸治要》等论述了数百种病证的500多个针灸选穴处方,较全面地确立了辨证取穴的理论体系。由于孔穴数量甚多,历来医家选用偏重不同。因而穴法派中又可分为若干小支派,除《难经》倡用八会外,王叔和对俞募应用别具见地,他在《内经》《难经》的基础上,进一步提出了俞募名称、部位、主治、刺灸法等内容,并在《平三关病候并治宜》篇对寸关尺二十多种不同脉象及病因病机、临床表现、所用俞募名称等都做了说明。虽林亿注《甲乙经》谓三国时吕广曾撰《募俞经》,但现今我们能见到的最早记载,则是《脉经》。唐代孙思邈对经外奇穴的应用特别关注,他在所撰《千金要方》《千金翼方》中第一次较大量地载述了一百多个经外奇穴的定位与应用。此外,巢元方《诸病源候论》论述中风及儿科等疾病的辨证取穴,王执中临床多选按压痠疼处针灸,则又属另一学术观点。再如刘完素赏用五输穴,创八关大刺以清泄火热,其弟子王好古在《此事难知》一书中也踵而效之,并有所发挥。张洁古、云岐子、罗天益用“大接经”针十二井治中风有独到之处(后来《乾坤生意》中的“初中风急救针法”即据此),其后杨继洲有发挥,治疗范围有所扩大,病种大大增加,《针灸大成》卷五“十二经井穴图”即据此并结合《素问·缪刺论》经验总结而来。窦默用八脉交会穴有独到经验,他把从宋子华那里得来的秘传“流注八穴”广泛应用于临床,取得了卓著的疗效,谓:“子华以此术行于河淮间四十一年。起危笃患,随手应者,岂胜数哉!”并称:“予复试此,一一精晓,疾莫不瘳。”他把八穴主治大大加以扩展,每穴治疗24~31种病证。此法后经杨继洲《针灸大成》第七卷发挥,加上了配穴,治疗范围又有扩大,成为我们今天常用的临床选穴法。还有刘瑾的《神应经》论述了400多种病证的处方选穴,大大丰富了辨证取穴理论。到清代,李学川强调辨证取穴,对穴法派又有了进一步发挥。

在穴法派中,还有不少学者十分强调经络的应用。这一派一般不提某症用某穴,仅提取某某经,即杨继洲所谓“宁失其穴,毋失其经”,前述岐伯、王叔和即是如此,李梴《医学入门》卷一:“《灵枢》杂证论某病取某经,而不言穴者,正欲人随经取用。”至于如何随经取用,李民又做了进一步发挥,他说:“大概上部病多取手阳明经,中部足太阴,下部足厥阴,前膺足阳明，后背足太阳，因各经之病而取各经之穴者，最为要诀。”后来，由于取经学说难以掌握，有逐渐被较为明确具体的穴法取代趋势，故清代徐灵胎深表惋惜，他在所著《医学源流论》中指出：古人取经，今人只知取穴，亦为“一失”。今天看来，穴位主治作用没有绝对的特异性，同经穴位的作用共性较多，《内经》及后世一些医家之所以强调取经，是有临床指导意义的。

崛起于金元明时代的按时取穴派，实即“穴法派”中的一个支派。这一学派，把气血在人身经脉的流注盛衰时间作为选用穴位的依据，学术思想导源于《内经》《千金》《外台》《诸病源候论》中的按时刺灸学说。其杰出代表为金代的何若愚，他创子午流注之说，撰《流注指微赋》(脱胎于所著《流注指微论》，经金代阎明广加注，并收辑在《子午流注针经》中)，是子午流注的早期专著，此书后经元代窦桂芳收入他的《针灸四书》，进一步扩大了它的影响。到了明代，经徐凤《针灸大全》的发挥，专载“论子午流注之法”及“子午流注逐日按时定穴歌”“流注图”等，子午流注的应用更具体化了，其影响也就更大。16世纪上半叶，高武的《针灸聚英》问世，在何氏子午流注纳甲法的基础上，又提出了子午流注纳子法，这就进一步完善了子午流注学说。明代中期的李梴据《大全》之法而演绎成一种多元子午流注开穴法，扩大了子午流注用穴范围。

至于飞腾八法、灵龟八法，是在窦默“八穴流注”的基础上发展起来的又一新兴按时取穴理论，前者首见于14世纪王国瑞的《扁鹊神应针灸玉龙经》，两法并见于15世纪徐凤的《针灸大全》，徐氏同时写成奇经八脉周身交会歌、八脉交会八穴歌、八脉配八卦歌、八法逐日干支歌、八法临时干支歌、灵龟取法飞腾针图、九宫图、八法歌、飞腾八法歌等，形成了一整套理论，对推广其学说起到了较大作用。

窦氏在《标幽赋》中还提到一种“一日取十二经之原”的原穴按时开穴法，但未流传。在王国瑞的《扁鹊神应针灸玉龙经》中载有一种“十二经夫妻相合逐日按时取原穴法”，是另一种按时选穴的学术思想。

按时取穴流派的形成，冲破了单纯“辨证取穴”的藩篱，开创了“辨时取穴”的新理论，对于研究穴位作用的特异性，提出了新的课题。

2·2·4 手法派

是强调手法操作的一个流派。

手法操作，主要指用毫针而言，与偏重选择刺激部位的“穴法派”相对而言，可以把它称作“手法派”。当然，古代没有单纯的穴法派，也没有单纯的手法派，正如《席弘赋》说：“凡欲行针须审穴，要明补泻迎随诀。”大多是穴法与手法并重的。不过医家们在传播、应用等方面有所偏重而已。

针灸补泻，包括范围很广，但在这里则指各种能达到补泻目的的操作手法而言。

对针刺补泻手法，历史上有造诣的医家不少。但宋以前文献，基本上都是遵《内经》《难经》之说，发展较少，只是到了金明时代才兴盛起来。其中影响最大的是明初徐凤《针灸大全》中的《金针赋》。《金针赋》在何若愚的转针迎随、分男女左右以及补生泻成等补泻理论基础上，提出了不少新的补泻法。赋中首先强调了正确掌握针刺补泻的重要性，“须要明于补泻，方可起于倾危”，虽然在这以前《灵枢·胀论》早已指出“当泻则泻，当补则补，如鼓应桴”；《灵枢·邪气藏府病形》谓“补泻反则病益笃”；《灵枢·根结》指出：如“满而补之”“虚而泻之”，则“予之死期”。但此后发展者不多，只是徐凤提出了许多具体补泻方法，并称传自元初针灸大师窦默，特别是《金针赋》序言谓“数年间用而百发百中，无不奏效”，才引起了人们的进一步重视。

徐氏针刺手法理论，实即北宋末年刘党《琼瑶发明神书》中有关针刺补泻手法的发展，其《金针赋》中不少内容，与《琼瑶发明神书》所述一致，可见手法理论在宋代已有较大进展。

《金针赋》，原名《梓歧风谷飞经走气撮要金针赋》，后经高武《针灸聚英》转录，又经杨继洲《针灸大成》收载，并做了注解，改名为《金针赋》，进一步扩大了它的影响。至于其内容，是徐氏从其师洞玄先生孟仲倪及东隐先生彭九思那里得来的秘传，《金针赋序》所谓"深得二先生发明窦太师针道之书"。然后经他改编成赋，传之后世。但窦汉卿《针经指南》所述补泻方法不多，《金针赋》中许多补泻法如烧山火、透天凉、阳中隐阴、阴中隐阳、子午捣臼、龙虎交战、青龙摆尾、白虎摇头、苍龟探穴、赤凤迎源等，则大大发展了窦氏的补泻理论。

徐凤对补泻手法的重视，还与当时流行于江西的席弘针派学术思想有关，《席弘赋》总结了席弘针派的学术经验，赋中虽涉及具体的补泻手法不多，但对补泻应用也是十分强调的。《神应经》专立"补泻手法"一节，刊刻此书的明宁献王在序言中也盛称"其补泻折量之法，其口诀指下之妙"。

徐凤手法理论中提到"通经接气"法，乃是运用青龙摆尾、白虎摇头、苍龟探穴、赤凤迎源诸法，使针感"走至疼痛之所"的手法。这就进一步发展了何若愚《流注指微赋》中根据经脉长短、脉行速度、呼吸次数而定行针时间的接气通经法。

徐凤补泻对后世影响甚大，如明代杨继洲在《针灸大成》一书中不但重载了《金针赋》等文献，而且用了很大篇幅，集中介绍了历代医家的补泻理论，如内经补泻、难经补泻、神应经补泻、南丰李氏补泻、四明高氏补泻及杨氏补泻等。

杨氏还引《古今医统》云："或问：今医用针，动辄以袖复手，暗行指法，谓其法之神秘，弗轻示人，惟恐盗取其法者，不知果何法耶？曰：《金针赋》十四法，与夫青龙摆尾等法，可谓已尽之矣；舍此而求他法之神秘，吾未之信也。"可见，杨氏对《金针赋》评价之高。

手法派到了明代，在今华东一带风靡一时，如高武、杨继洲、吴崑、陈会、刘瑾、李梴等都是竭力宣扬其学说的代表人物。吴崑的《针方六集》，在《金针赋》基础上写成《修金针赋》，进一步完善了手法理论。

对于徐氏的补泻手法，不少医家对其中某些方法也持保留态度，如高武在《针灸聚英》中说他"巧立名色，非素难意也"，是"求针之明，为针之晦"；杨继洲在注《金针赋》中也认为补泻分男女早晚之说缺乏根据；汪石山在《针灸问对》中也谓其"合理者少，悖理者多，错杂紊乱，繁冗重复"。但今天看来，其临床价值尚需进一步用实践检验。

清代吴亦鼎撰《神灸经纶》，谓用针宜重视手法，而用灸则宜重视穴法。此说虽有一定道理，但也不尽然。其实，穴法手法同样重要，不可偏废，元代杜思敬《济生拔萃·针经摘英集》中说："其病或依穴针灸，或有不愈者何？答曰：一则不中穴；二则虽中穴，刺之不及其分；三则虽及其分，气不至出针；四则虽气至，不明补泻，故其病成。"事实证明，要提高针灸疗效，必须最大限度地发挥多方面的作用，而正确选择刺激手法和刺激部位，则是其中最重要的两个方面，相辅相成，相互补充，决不能只注意一个方面而忽视另外一个方面。

2·2·5　刺络放血派

是偏重应用刺络放血的一个流派。

刺络放血，本在《内经》中就有大量论述，到金元时代，才正式发展成为流派，代表人物是金元四大家之一的张子和。张氏治病宗张仲景汗、吐、下三法，并把三法加以扩大，谓"三法可兼众法”，把各种疗法也一并纳入这一范畴。竭力宣扬邪气在发病学上的重要意义，他在《儒门事亲》中说：“夫病之一物，非人身素有之也，或自外而入，或由内而生，皆邪气也。”认为攻邪是治疗的第一重要原则，倡“邪去正安”说，主张“无病不可补，有病不可补”。他认为：“良工之治病者，先治其实，后治其虚，亦有不治其虚时。粗工之治病，或治其虚，或治其实，有时而幸中，有时而不中。谬工之治病，实实虚虚，其误人之迹常著，故可得而罪也。惟庸工之治病，纯补其虚，不敢治其实，举世皆曰平稳，误人而不见其迹，渠亦不自省其过，虽终老而不悔，且曰：‘吾用补药也，何罪焉？’病人亦曰：‘彼以补药补我，彼何罪焉？’虽死而亦不知觉。夫粗工之与谬工，非不误人，惟庸工误人最深。”这段话，道出了他偏主攻邪的原由。张氏攻邪，不仅表现在运用方药治病方面，也突出地表现于善用针刺放血疗法上，在他的《儒门事亲》中，记载了用此法治疗的三十多则验案，体现了他的学术思想。他把放血作为攻邪的一种重要手段。他的放血疗法有三多，一是运用铧针多，铧针又名铍针，形如剑锋，刺激体表，创伤面较大，出血较多（《内经》的铍针，主要是用来“取大脓”的）；二是每次所刺部位和针数多，不少患者针刺有数十处，数百针；三是出血量多，有的以升斗计数（古今度量衡不同，《吴医汇讲》谓每斗约今之七合），有的则以杯盏作计量单位，如“出血二杯”“血出约一盏”等。其放血量之多，远非现今之数滴者所可比拟。张氏刺络的三大特点，归结到一点，即放血量特多。可见，出血量多少与疗效密切相关，是一个值得研究的课题。

私淑此派的学者，代不乏人，如罗天益、薛立斋、郭右陶等，均为积极支持者。

由于刺络放血治疗喉病有良好的疗效，故历代不少喉科学者都擅用此法，如清代郑梅涧撰《重楼玉钥》一书，其中 3~4 卷专论喉科病针法；夏春农《疫喉浅论》，载有专治喉病的三十多个穴位，并附图两幅，详细介绍其治疗方法。

历代医家选用的放血工具各有不同，李东垣用三棱针，张子和多用铍针，薛立斋则用细瓷片，薛氏《保婴撮要》十一卷云：“砭法……用细磁器击碎，取用锋芒者，以箸头劈开夹之，用线缚定，两指轻撮箸头，稍定，令磁芒对聚血处，再用箸一根，频击刺出毒血……”清代郭又陶乃用银针，《痧胀玉衡》谓治痧甚效，并认为银针无毒。

刺络放血，还是兽医重要治疗手段，《伯乐针经》《新刻注释马牛驼经大全集》《元亨疗马集》中记述了不少放血疗法，直到如今，仍在广泛应用。

放血疗法，对国外影响也不小，如日本摄都管周桂的《针灸学纲要》中述及 70 余穴，大多主张放血；又如日本株式会社健康出版社于 1979 年 5 月出版了黑岩东五编著的《真空净血疗法》，实即现代刺络拔罐的一部专著。

至于世界其他各国，应用此法也很广泛，如埃及、印度、古罗马、西班牙、法国、德国、希腊等国均有悠久历史。近年来，西方各国仍在应用，美国用此法治病每年达数万人次，并已证明对不少疾病具有独特的疗效。

2·2·6 重灸派

是偏重灸法治病的一个流派。它是古代针灸流派中最大的一个派系。

重灸派，最早当导源于《阴阳十一脉灸经》与《足臂十一脉灸经》，又陈邦贤于 1958 年第一期《中国医学史与保健组织》中称王庆菽留学伦敦，发现伦敦大不列颠博物馆藏我国敦煌卷子中的医药文献有《灸图》《灸经明堂》等，还有《隋书·经籍志》中的《曹氏灸经》、唐代的《黄帝明堂灸经》等，大多属重灸派较早专著。至于这一流派的先驱者，有葛洪、鲍姑、陈延之等人。到了唐代，偏重用灸而不用针者，王焘是其代表。他在所著《外台秘要》一书中引用

《内经》“针能杀人”一语，认为针法深奥，难以掌握，因而“唯取灸法”。在该书十四卷中还说，灸法是“王道”，故“不取针也”。迄于宋代，《西方子明堂灸经》问世，作者追随王焘，发展了王氏的重灸学说，《读书敏求记校证》《四库全书总目提要》均谓“此书言灸不言针，犹焘志也”。到了南宋时代，窦材进一步完善了重灸派理论。他著有《扁鹊心书》三卷，竭力宣扬阳气在生命活动中的重大作用，谓“阳精若壮千年寿，阴气加强必毙伤”“阴气未消终是死，阳精若在必长生”。因而从临床治疗以至摄生防病，均强调以“保扶阳气为本”，提倡“灼艾第一，丹药第二，附子第三”，把用灸扶阳摆在头等重要的位置。他说：“医之治病用灸，如做饭需薪。”认为“阳气不绝，性命坚牢”“人至晚年，阳气衰，故手足不煖，下元虚惫，动作艰难。盖人有一息气在则不死，气者阳所生也。故阳气尽必死。人于无病时，常灸关元、气海、命关、中脘，更服保元丹、保命延寿丹，虽未得长生，亦可保百年寿矣”。他在《扁鹊心书》中以不少篇幅记叙了内、妇、儿、外等各科60余种疾病的针灸疗法，附以40多则针灸医案，几乎90%以上是用艾灸取效。窦氏用灸特点，一是壮数多，一般每穴百壮，甚至五六百壮。在“大病宜灸”一节中说：“世俗用灸，不过三五十壮，殊不知去小疾则愈，驻命根则难，故《铜人针灸图经》云：‘凡大病宜灸脐下五百壮，补接真气。’即此法也。若去风邪四肢小疾，不过三、五、七壮而已。”二是温补脾肾多，其取穴多局限于脾肾两经，特别常用命关以温补脾阳、灸关元以补肾阳。认为“脾为五脏之母，肾为一身之根”“脾肾乃人一身之根蒂”。窦氏在宋代名医许叔微用灸补肾阳的基础上发展成为双补脾肾学说，加上罗天益的灸补脾胃学说，进一步完善了温补学派的理论，奠定了温补派学说基础。此后，经张景岳的发挥，认为灸有温通经络、驱散寒邪、解阴毒、温脾肾、回阳救逆等作用。清代吴砚丞撰《神灸经纶》，这部约20万字的灸法专著，总结了清以前灸疗学的主要成就，进一步丰富和发展了重灸派理论。

虽然窦材主张温补用灸，并不意味着灸法仅仅适宜于温补。在这个问题上，历史上又出现过两个对立的流派，即热证忌灸派与热证可灸派。前者代表人物是张仲景，他把热证用灸的不良后果描述得十分可怕，甚至认为可以导致生命危险。故谆谆告诫人们：无论是阴虚的热证或阳盛的热证，均不宜用灸法。这一派对后世影响甚大，如宋《太平惠民和剂局方》附录许洪的《指南方论》，其中有伤寒十劝，提到“伤寒胸胁痛及腹满，不可妄用艾灸”。指出有误灸致死者，故主张“惟阴证可灸”。张景岳也认为阳盛阴虚的热证不宜用灸，否则，“灾害立至”。至于王孟英，更竭力反对阴虚者用灸，他首先提出灸可劫阴之说，把灸法用于热证，视为畏途。然而，认为热证可灸者，历史上也大有人在，明代的龚居中是其代表。他在所撰《红炉点雪》一书中，明确指出灸法用于寒热虚实诸证无往不宜，虞抟《医学正传》及汪石山的《针灸问对》对此还做了解释：“虚者灸之，使火气以助元气也；实者灸之，使实邪随火气而发散也；寒者灸之，使其气复温也；热者灸之，引郁热之气外发，火就燥之义也。”李梴《医学入门》亦载此说。其实，热证可灸说在明代以前，已有不少医家做了论述，如刘完素、李东垣等人的著作中即有提及；朱丹溪在理论上也早有阐发，他认为热证用灸，乃从治之意，灸法之所以能用于阴虚证，是因为灸能补阳，“阳生则阴长”之故。把热证可灸说上升为理性认识。

重灸派中，还可分为化脓灸派、隔物灸派、药条灸派三大派系。

化脓灸，《甲乙经》发灸疮之说，属最早记载。到南北朝时期，《刘涓子鬼遗方》问世，进一步肯定了它在外科领域的功效。由晋到宋，是它的全盛时期。公元6世纪，魏收撰《魏书·列传酷吏第七十七·李洪之》谓：“洪之志性慷慨，多所堪忍，疹疾灸疗，艾炷围将二寸，首足十余处，一时俱下，而言笑自若。”从所谓“多所堪忍”等看，当属起泡化脓灸。《宋史·

列传第二十五·钱若水》载：钱若水"因疾灸两足，创溃出血数斗，自是貌体羸瘦，手诏慰劳之"。在这些非医学著作中，提到化脓灸的应用，足见其盛行程度。晋隋时代的陈延之是重灸派先驱者之一，《医心方》卷二引述他的著作《小品方》云："灸得脓坏，风寒乃出；不坏，则病不除也。"宋王怀隐等编的《太平圣惠方》卷一百云："灸炷虽然数足，得疮发脓坏，所患即差；如不得疮发脓坏，其疾不愈。"闻人耆年在《备急灸法》一书中进一步阐述了灸疮与所患疾病、所灸部位的关系。直到清代，李守先在《针灸易学》中还说："灸疮必发，去病如把抓。"认为只有灸疮发，才能治愈疾病，否则不能奏效。虽未免言之过激，但涉及灸疗的刺激量，值得注意。这种主张发灸疮的观点影响甚大，宋代的王执中、窦材，元代的窦汉卿，明代的徐春甫、徐凤、龚廷贤、李梴等都支持这种说法，并提出了很多的发灸疮方法。有的外用热敷，有的外涂辛温通散生肌之品，有的内服滋补之剂等，不少学者对减轻烧灼痛也提出了许多方法，如《扁鹊心书》中内服睡圣散，实即全身麻醉法；明龚信在《古今医鉴》提出用"挑筋灸癖法""用药制过的纸擦之，使皮肉麻木"，即局部麻醉法；《外台秘要》瘰疬灸法，用麻花与艾绒混合点燃，亦有局麻之意。还有《寿世保元》卷十中"着艾火，痛不可忍，预先以手指紧罩其穴处，更以铁物压之，即止"的指压局部麻醉法等。

隔物灸派的先驱者葛洪在《肘后备急方》中首先记载了隔蒜、隔盐、隔椒、隔面、隔灸器等多种隔物灸法。历代善用隔物灸的学者不少，从文献记载可知，元代朱丹溪对隔物灸应用较多，在《脉因证治》《丹溪手镜》《丹溪心法》等著作中，反映了他用的隔物灸是丰富多彩的，有隔蒜、隔甘遂、隔头垢、隔盐、隔皂角、隔姜、隔附子饼等，治疗的病种也很广泛。其次是明代的薛立斋，在用隔物灸治疗外科疾患方面积累了较多经验。其隔蒜灸用于拔毒消肿，隔豉饼灸用于肿硬不溃或溃而不敛，隔附子饼灸用于疮陷而脓水清稀，隔香附木香饼灸用于治肝气郁结之证等，都有独到之处。隔物灸派所用间隔物品，后世不断扩展，从历代中医文献中可以查到的约有40种，除上述外，还有隔薤灸、隔韭灸、隔葱灸、隔苦瓠灸、隔莨菪根灸、隔桃树皮灸、隔桃叶灸、隔土瓜根灸、隔苍术灸、隔槟榔灸、隔矾灸、隔蟾灸、隔鸡子灸、隔虫灸、隔酱灸、隔面饼灸、隔黄土灸、隔纸灸、隔碗灸、隔核桃灸等，包括植物、动物、器皿等，其方法之多，不胜枚举。隔物灸的临床意义是肯定的，但也有些人把它视为异端邪说，明代沙门株宏《竹窗随笔》诋毁此法，谓"有痛苦而无功能"，是不足取的。

最后是艾卷药条灸派，此派崛起于明清时代，最早记述者，当推明初朱权的《寿域神方》，该书卷三灸阴证云："用纸实卷艾，以纸隔之点穴，于隔纸上用力实按之，待腹内觉热，汗出即差。"可见，最早的艾卷并不掺入药末，只是到了李时珍的《本草纲目》、杨继洲的《针灸大成》中才于艾绒中加入麝香、穿山甲、乳香等药末，并名之为"雷火神针"或"雷火针法"。清代的范毓奇、李学川、陈修园、孔广培等人在他们的著作中，加入的药品种类又有不同，并改名为"太乙针""太乙神针"。叶桂的《种福堂公选良方》中更有"三气合痹针""百发神针""治癖神火针""阴证散毒针"诸名，所用药物不尽相同，治疗的病证也各有所异。记述此法的专著，则有清代雷少逸的《雷火针法》、韩贻丰的《太乙神针心法》、周雍和的《太乙神针附方》、陈惠畴的《太乙神针方》等。现代常用的艾卷灸法、药条灸法，都是从这个基础上发展而来的。

关于艾卷药条灸的疗效，清代著作甚为称道。如《太乙神针心法》序的作者邱时敏即称自患右臂酸痛，大指麻木，经十六日灸七次而愈。并说"复迁沉疴，无不奏效"。又如《太乙神针附方》郭寅皋序中提道：雍正间，粤东潮州总镇范毓奇用此治愈了沈士元的指麻，郭氏自称患足部麻木亦灸愈，并以此灸其他病人四例均愈。再如《太乙神针集解》作者孔广培也称其妾患疝,用灸不一月而霍然。足见此法临床功效颇著。

2·2·7 重针派

是偏重用针治病的一派。《内经》《难经》《甲乙经》均详于针而略于灸,实为此派的滥觞。

针刺治疗工具很多,《内经》中即提到当时已有九种针具。历代医家临床上有的多用铍针,如前述张子和即是;有的医家侧重针石治病,如涪翁即可为其代表,《后汉书·方术列传》第72下《郭玉传》载他以针石疗病,其著作有《涪翁针经》,可见他的学术倾向。此外,还有魏时的句骊客,《酉阳杂俎》称他所用的针能贯毫发。还有唐代的甄权、宋代的许希,均撰有《针经》,史籍称其针技超凡,亦属重针一派。宋代无为军医张济,也善用毫针治病,宋邵博《邵氏闻见续录》谓他针右手指治孕妇仆地而腹偏左;针顶心治久患脱肛;针目眦治伤寒翻胃呃逆等,均功效卓著。元代蜚声针坛的窦汉卿,主要也以善用针法而卓著声誉,他的《针经指南》一书,不但从名称上反映了他偏重用针,而且书中内容也极少论及灸法。明代安徽僧人坦然,《太平县志》谓他运用的针具纤细,疗病多验。至于凌云针派,也以用毫针为主,《浙江通志》称他的针法授自泰山异人。又《明史·凌云传》称:"海内称针法者,曰归安凌氏。"再从凌云后人凌千一《针灸秘要》大樵山人序中可见,此书也以论针法特详。上述许多医家之所以偏重用针治病,除了他们针技不凡外,还与针刺疗效迅捷有关。现代针灸学者之所以多属重针一派,当然也有上述因素。同时,与当今针技传授,没有保守,人们已掌握了避免针刺事故的操作方法有关。至于古代毫针的纤细程度,从《灵枢经》所称的"微针"和《东坡集》十五卷赠眼医王生彦若诗所谓"针头如麦芒"来看,可以与现今所用毫针媲美。

重针派与手法派不同,前者指治疗工具,后者则是指操作手法,但由于讲究操作手法一般指所用工具是毫针,故两者关系,又是十分密切的。

重针派与重灸派的矛盾,在元代以后已发展到针锋相对、不能相容的地步。如重针派窦汉卿在《针经指南·气血问答》中说:"针则针,灸则灸,若针而弗灸,若灸而弗针。"明李梴《医学入门》还把窦氏此说编成歌诀加以宣扬:"灸而勿针针勿灸,针经为此常叮咛,庸医针灸一齐用,徒施患者炮烙刑。"明刘瑾把窦氏之说误作《内经》古训,他在《神应经》中说:"《素问》内言:'针而不灸,(灸)而不针',庸医针而复灸,灸而复针。后之医者,不明轩岐之道。针而复灸,灸而复针者有之。"又说:"昔宏纲先生亦常言,惟腹上用针,随灸数壮,以固其穴亦可,他处忌之,不可以一例用之,此医家权变之说也。"这些都是学术上的偏见,是不足取的。唐代名医孙思邈早已指出针灸药物各有所宜的正确观点,清代李守先谓:"艾稳""针捷",颇能概括针与灸的特点,不失为持平之论。

2·2·8 临床各科诸派

根据学者们的临床特长不同,还有临床诸派。其中有外科、儿科、眼科、热病、急病以及骨蒸病几个流派。

善用针灸治外科疾患者称为外科针灸派。针灸在外科领域的应用由来已久,从《内经》到葛洪的《肘后备急方》、南齐龚庆宣的《刘涓子鬼遗方》中都有记载。但真正成为一个流派,则始于宋代,形成于元代。其时,不少医家对针灸治疗痈疽推崇备至。如《宋史》著录的《经效发背方》《治背疽方》《外科新书》等虽已亡佚,但其序言仍保存于《医籍考》,从中可见作者对用灸治痈疽的疗效评价甚高。其次,东轩居士的《卫济宝书》,论述了骑竹马灸法治疗外科病的方法与疗效。王执中《针灸资生经》卷七亦引用不少案例,说明灸治外科病确有良效。徐梦符的《外科灸法论粹新书》,则是这个流派的第一部专著。到元代,胡元庆撰《痈疽神秘灸经》，明代薛立斋除了校刊此书之外，还运用灸砭两法治外科疾病卓著成效，他认为“疮疡之证……轻者药可解散，重者药无全功，则以灼艾之功为大。凡灸法，未溃则拔引郁毒，已溃则补接阳气”。在《薛立斋医案全集》中，有不少外科疾病用灸砭两法治愈的医案，如疔疮、脱疽、多骨疽、髀疽、背疽、腰疽、夭疽、囊痈、悬痈、乳痈、流注、漏疮、破伤风、杨梅疮、虫蛇咬螫伤、瘰疬等，均有治验记实。其次，明代汪石山撰《外科理例》中有一百多例涉及针灸。清代胡最良、王荫陵、张士璧用针灸治外科疾病颇负盛名，祁广生辑注的《外科大成》，几乎每病均涉及针灸疗法，为这一学派的理论观点，增添了不少新的篇章。

不少学者对儿科病的针灸治疗有独到之处。隋代巢元方《诸病源候论》叙述了不少儿科病的针灸疗法，此后《太平圣惠方》中的《明堂灸经》，首载儿科疾病针灸验方数十则，第一次集中介绍了儿科病针灸法，为这个流派奠定了理论基础。《宋史·艺文志》中称，吴复珪撰《小儿明堂针灸经》，当属这一派的最早专著。据《宋史·刘翰传》及《古今医统》载，吴复珪为宋淳化间(990—994年)太宗御医，与翰齐名，太宗召修本草及《太平圣惠方》，书中多其所集。其中儿科灸方，当是吴氏所辑。此后，明代擅长儿科的万密斋，撰《保命歌诀》，亦有儿科病用针灸的记载，清代魏之琇的《续名类医案》收载了他的针灸验案；薛立斋的《保婴撮要》载针灸治儿科验案尤多。清代王德森《保赤要言》，为儿科专著，其卷五也专门介绍了小儿脐风的灯火灸法等，都在不同程度上发展了儿科针灸派的理论。

有的以针灸治眼病而享有盛誉，如南北朝《梁书·鄱阳王恢列传第十六》：一人“目有疾，久废视瞻，有北渡道人慧龙得治眼术……慧龙下针，豁然开朗”。历代记载金针拨内障的文献还很多，不少医家均以此术使瞽者复明而获得了声誉，如明代的李瞻和清代的方震、李长忠、金云翔、倪守太等，均以善于用“金针开瞽”而名噪一时。

有的以善用针灸治热病著称，如张仲景等。宋代庞安时，对伤寒热病有一定造诣，且擅长针灸。《东坡志林》载作者曾患手肿，经庞氏针愈，深表折服；宋周密《齐东野语》及《针灸资生经》序作者徐正卿对庞氏针法甚为推崇，可见他针技高明。他撰有《伤寒总病论》一书，书中“伤寒暑病通用针刺法”即热病针法的专论。此后，金代的刘完素、张洁古，进一步发展了伤寒热病针灸法。到清代，针灸治疗温病有较大发展，王孟英《潜斋医学丛书》称针刺痧证甚效，他的一位同乡善用此法，疗效卓著，为了推广应用，乃详述其刺痧十穴。又如郭右陶撰《痧胀玉衡》，专门论述了痧证的放血疗法。《陈修园五十种·急救异痧奇方》也有不少针灸疗法。都属针灸治疗急性热病的理论。

至于用灸抢救危急重证的验方，葛洪早已收入《肘后备急方》一书；此后，闻人耆年的《备急灸法》也是重点介绍灸法在急重证方面的应用，二人均是这一派的代表。

有的学者善用针灸治骨蒸虚劳，称为灸劳派。此派最早代表为唐代崔知悌，他写有《骨蒸病灸方》一书，保存于《外台秘要》中，书中称用此法“常三十日灸活一十三人，前后差者数过二百”。后来，《苏沈良方》载其法，作者也称“久病虚羸，用此而愈”。严用和《济生方》与陈自明《妇人良方》亦盛称此法功效。庄季裕《膏肓俞穴灸法》，实即其理论的发挥。到明代，龚居中著《红炉点雪》一书，为治劳专著，对灸法用于劳证评价更高，认为灸有“拔山之力”，不仅可用于骨蒸之属阳虚者，而且可用于阴虚之热证，进一步扩大了它的应用范围。

以上八个方面，是古代主要针灸流派，但各派错综交叉之处很多，难以截然划分，如张景岳是经学派，又是重灸派；吴亦鼎既是重灸派，又是穴法派……这里只能就其主要学术倾向来划分(见附表)。

古代主要针灸流派及其代表人物一览表

- 经学派——有杨上善　杨玄操　王冰　滑寿　马莳　张介宾　张志聪等
- 经穴考订派
  - 图表绘制——有秦承祖　甄权　孙思邈等
  - 模型铸造——有王惟一　高武等
  - 文献考证——有杨上善　王惟一　王执中　忽泰必烈　李中梓等
- 穴　法　派
  - 辨证选穴——有王叔和　皇甫谧　孙思邈　巢元方　刘瑾　杨继洲等
  - 重视经络——有岐伯　李梴　徐灵胎等
  - 按时选穴——有何若愚　阎明广　王国瑞　徐凤　高武　李梴等
- 手法派——有刘党　窦默　徐凤　陈会　李梴　杨继洲等
- 刺络放血派——有张从正　李东垣　薛己　郑宏纲　夏春农等
- 重灸派——有葛洪　陈延之　王焘　许叔微　罗天益　窦材　吴亦鼎
  - 以适应证分
    - 热证忌灸派——有张仲景　王孟英等
    - 热证可灸派——有刘完素　朱震亨等
  - 以施灸反应及器材分
    - 化脓灸——有陈延之　闻人耆年等
    - 隔物灸——有葛洪　朱震亨等
    - 艾卷灸——有朱权　范毓奇等
- 重针派——有涪翁　张从正　窦默　凌云等
- 临床各科诸派
  - 外科——有汪机　薛己　胡元庆等
  - 儿科——有巢元方　吴复珪等
  - 眼科——有李瞻　方震等
  - 热病——有张仲景　刘完素　张元素　庞安时等
  - 急病——有葛洪　闻人耆年等
  - 骨蒸——有崔知悌　庄绰等

除上述八大流派之外，以学术渊源分，尚有尊经崇古派以及重视民间经验的民间派和两者兼收并蓄派；以针刺补泻分，则有针刺有补有泻派，也有针刺有泻无补派。此外，尚有针灸防病保健说、针灸必须重视脉诊说、针灸必须重视经络辨证说等，也都形成了不同的流派。

历代不少学者提倡针灸药物并用，也可成为一大派系，这一派有扁鹊、淳于意、张仲景、孙思邈倡于前，金元四大家王执中、高武等踵其后，明代的吴崑撰《针方六集》，其第四卷“旁通集”则是专论针药应用的。

至于在记载针灸医学的文字形式上，不少学者注重歌赋韵文体裁，也形成了流派。如宋代《琼瑶发明神书》（见明代《国史经籍志》）的作者刘党、《伤寒百问歌》的作者许叔微等，就是这一派的先驱倡导者。针灸歌赋到元明时代已盛极一时，直到清代，《医宗金鉴·刺灸心法》几乎全用七言诗歌编成，现代不少学者仍在效法，说明其影响之深远。

关于现代针灸流派，虽然要留待以后探讨，但其派别之多，肯定超过历史上任何一个时代。例如，江苏的承淡安即为中西汇通派代表人物，武汉的孙惠卿即为皮肤针派代表人物，近年来引人注目的安徽合肥市的刺络放血、南京的耳针、山西的头针、陕西的电针、江浙沪地区的温针、华南各省的挑针、东北的鍉针……都在相继形成学说和流派。毫无疑问，这些学说和流派，对促进我国针灸医学的发展将起推动作用。

2·3　针灸流派的形成因素

古代针灸流派的形成因素是多方面的，但主要不外乎下几个方面。

2·3·1　学术发展因素

针灸医学的不断发展，促进了针灸流派的形成。如腧穴理论发展到了晋唐时代，内容已十分丰富，为穴法派的产生创造了条件。随着穴位数目的增多，人们临床应用的偏重不同，各种穴法派也就随之产生；正是穴位数目增加，加上师承和实践经验不同，也带来了一些混乱局面，即穴位的定位取法不统一等。例如，北齐时的马嗣明取穴与明堂不同，《龙衔素针经》取背俞穴不同于明堂，《扁鹊灸经》穴名及取法与明堂有异，《秦承祖针灸图》定位有错等，在一定程度上反映了这一情况。所以到了唐宋时代，出现了专门研究经穴的图表绘制、模型铸造以及经穴文献考证这一流派。又如，远古时代人们用砭石治病，其创伤面大，而浅刺者多，故出血虽多而实际上是安全的，后来，金属针逐步代替了砭石，工具渐趋纤细，刺激深度不断增加，出现的事故也就越来越多，这从古代文献记载的有关针刺事故可以证明，如我国第一部法医专著，南宋宋慈编撰的《洗冤录》中即有“针灸死”一节，说明当时针刺引起死亡者并不罕见；又如元代至元七年益都府医人刘执中“针犯也速歹儿元帅娘子身死”，即是一例；还有明代杨仪的《高坡异纂》中提及著名针灸家凌云初学针灸时曾三次杀人，绝非无稽之谈。加上古代针刺技术保守，相沿成风，即龚居中《红炉点雪》中所谓“今之针法，得妙者稀”，因而在唐代就已出现了弃针取灸的王焘学派。当然，针刺事故是完全可以避免的。所以，即使有些人追随王焘偏重用灸，但对针法的发展影响不大。再如重灸派的出现，是与魏晋时代曹翕、葛洪、陈延之等人的提倡分不开的，在此后一千多年时间里，灸法理论得到了不断充实，各种重灸派也就应运而生，如化脓灸、隔物灸、药条灸等。由于对灸法的适用范围认识有所不同，又出现了热证忌灸和热证可灸两个派系。至于临床研究诸派，也是在中医分科越来越细、治疗对象有所侧重而逐渐分化形成的。由此可见，学派是随着学术的不断发展而逐步产生的。反过来，学派的出现，不但本身标志着学术的发展，而且对于促进学术的进步与繁荣,也起着巨大的推动作用。这就是说,学术发展与流派形成之间有着相互促进、互为因果的辩证关系。

2·3·2 师承因素

我国古代医学的师承关系,不外家传或师授两个方面。师长的学术特点不同、倾向不同、受业对象不同,是形成不同流派的另一重要因素。

有的针派主要是由“祖传”形成的。魏晋以后,由于封建私有制的不断发展,技术保守日趋严重,学派中的家族关系显得十分突出,原先的师徒传授有逐步为家族亲属传授或师徒家族传授所代替的倾向,如晋代葛洪的妻子鲍姑善于用灸,显然与葛洪学术主张有关,鲍姑后来把灸术传给了她的一位学生崔炜。南朝徐熙一家六代,父子兄弟针灸家世相传,成了我国较大的家族针灸派系。

徐熙——徐秋夫
- 徐道度
  - 徐文伯
  - 徐成伯—徐雄—徐之才
- 徐叔响—徐嗣伯

徐氏一家,虽有南齐徐叔响著的《针灸要钞》,但久已失传。现今我们只能从李延寿《南史·列传》中见到徐秋夫针灸腰痛患者,徐文伯针泻足太阴、补手阳明下胎,以及《北史·列传第七十八·徐謇》称徐之才为魏武帝治精神失常,“针药所加,应时必效”的事迹片段,说明徐氏针派对针刺应用较为重视。另外,据魏收撰的《魏史·列传第七十九·李修》载,李亮父子对针灸也是精通的。其子李修继承父业,曾为太医令,“常在禁内,高祖、文明太后时有不豫,修侍针药,治多有效”。至于凌云针派,从明代弘治(1488—1505年)到清末光绪年间,相传十三代,仍保留着他的家学特点。据《归安县志》《遂初堂文集》等载,他的后人凌瑄、凌千一、凌贞候等均擅名一时,《清代名医医案精华》谓:道光二十九年,他的十三代孙凌奂在湖城用针灸治愈了许多霍乱患者,赢得阖城称颂。又如安徽无为的章吉老,“精九针之法”,针技精湛,已传章济、章权三代,以其术救人,功效卓著。其学术都有祖传特色。

但是,也有不少流派是继承了老师的衣钵真传而形成的,这在魏晋之前较为多见。例如,西汉时代的仓公针派,据司马迁《史记·扁鹊仓公列传第四十五》载:仓公,名淳于意,精通医学,深得汉文帝赏识,曾从公乘阳庆、公孙光学医,后来又把针灸术传给济北王太医王禹、高期和齐王侍医杜信、唐安等人,传中记述了他的“诊籍”(即医案)二十多个,其中不少谈到针灸法,可窥见他学术主张的一斑。他认为针灸药物各有所宜,有的病“不当饮药”,有的病“不当针灸”,如谈到文王患病,“后闻医灸之即笃……法不当砭灸,砭灸至气逐”。故其针灸医籍,有的用刺法失效,改用汤药而愈;有的用刺法无功,改用灸法而安;有的则采用针灸、药物配合而提高了疗效。其刺灸部位,多遵《内经》刺灸某某经脉、某某部位,几乎未提到穴位,颇具特色。再如东汉时期的涪翁针派,据范晔《后汉书·方术列传第七十二下·郭玉》载,有老父涪翁,“常渔钓于涪水(今属四川省),因号涪翁,乞食人间,见有疾者,时下针石,辄应时而效,乃著《针经》《诊脉法》传于世(已亡佚)。弟子程高,寻求积年,翁乃授之……玉(即郭玉)少师事高……和帝时,为太医丞,多有效应”。说明涪翁针派有程高、郭玉等人。郭玉为四川广汉人,汉和帝时名医,他认为“腠理至微,随气用巧,针石之间,毫芒即乖……”曾治上层统治阶级“贵人”不效,和帝“令贵人羸服变处,一针即差”。后来他和汉和帝谈及此事,所论切中时弊。后人认为这一派的学术观点主要是强调“腠理”学说,然而他们没有留下任何著作，其学术观点究竟如何，尚难定论。至于医名赫赫的华佗，虽《隋书·经籍志》称他著有《枕中灸刺经》，但久已失传。其学术主张，我们只能从《后汉书·方术列传第七十二下》及《佗别传》、陈寿《三国志·魏书·方伎传第二十九》中略见端倪，如用穴较少，针灸"不过一两处""针灸不过数处"；创用夹脊穴，"……点背数十处，相去一寸或五寸……灸处夹脊一寸上下"，注重针刺时询问患者得气感传情况（行气法），其弟子樊柯针刺胸背等处善用长针深刺，疗效甚佳等，足以说明华佗针派见解不同一般。还有李百药的《北齐书》中载李元忠及其弟李密"洞晓针药"；《魏书·列传第七十九·术艺》中载崔彧及其师的针技高明，并"广教门生，令多救疗，其弟子清河赵约、勃海郝文法之徒，咸亦有名"等，显然也自成派系。

当然，还有些流派则是家传与师授结合形成的。前述葛洪针派、李亮针派以及洁古云歧针派都如此。张洁古不仅把针灸术传给了自己的儿子云歧子，也传给了不少弟子，甚至整个"北方"，以至遥远的后代，经过他的嫡传弟子王好古、再传弟子罗天益的发挥应用，又经杜思敬、高武等人宣扬，进一步完善了它的内容，扩大了它的影响范围。

2·3·3　相互影响因素

医家的学术主张不同，私淑有异，也可互相影响而形成不同学术流派。这里不包括上述家传师授、用直接传授的方式而发生影响，主要指通过文献或社会风气等形成的流派。如王焘的学术观点，从《外台秘要》中反映了他的学术渊源渠道很多，他通过搜集整理唐代以前诸家学说，如《集验》《备急》《必效》《录验》《删繁》《救急》《近效》《延年》《广济》《小品》《音义》等著作以及扁鹊、崔氏、苏恭、甄权、张文仲、范汪、深师、神素师、杨操、刘氏等医家的学术经验，提出了自己的见解。后来，宋代的窦材受其影响最深，在所撰《扁鹊心书》中，转引了王氏《外台秘要》中强调灸法重要的论述，把三国时华佗为曹操治头风未能根治，后来复发的原因归之于当时没有用灸，认为"若于针处灸五十壮，永不再发"。显然，窦氏的观点，有一部分是来自王焘的著作。

又如张子和的学术思想也源于《内经》，因为《内经》对针刺放血疗法所论甚多，张氏《儒门事亲》中根据六经气血多少而决定各经是否放血的论点以及有些医案，即按照《内经》所说，不敢越雷池一步，其治疟一案，就是按《素问·刺疟论》"刺十指间出血"一法而应用收效的。还有徐凤、杨继洲著作中有关手法的论述，受刘党影响也是很明显的，《琼瑶神书》詹景炎序云："针灸之法，捷于用药，夫人而知之矣，于是乎《针灸大全》《针灸大成》遍行于世，而不知其皆本人《琼瑶》乎！"

至于社会风气影响，如外科针派的形成，看来也与当时医家互相影响有关。外科针派在宋代已有《外科灸法论粹新书》等专著，而王蘧、史源、邹应龙等早已盛称灸治痈疽的疗效，王蘧序在《经效痈疽方》中甚至现身说法，称他自己患背疽，得徐州肖县某为灸一百五十壮而愈。而当时"京师士大夫病疽者七人"，均不救而死亡。经过这样宣扬，当然对这一流派的形成起了促进作用。到元代已正式成为一个流派，可见并非偶然。

从魏晋到宋代，重灸之风盛行，这从许多史料可以看出，如《南史·齐本纪上第四》云，当时有一人从北方学来了灸法，"贵贱争取之，多得其验，二十余日，都下大盛，咸云圣火"，甚至统治阶级曾"诏禁之不止"。并举例说："邑人杨道庆，虚疾二十年，依法灸即差。"又南北朝还有不少类似记载，如《南史·徐羡之传》《北史·流求国传》《北宋·赵王果传》《北史·麦铁杖传》《魏书·李洪之传》等都提到灸法治病的功效。足见其兴盛程度。再看宋代名著如陆游的《老学庵笔记》，记载他祖母患病，名医束手，后经一道人为施灸而愈；洪迈的《夷坚志》亦载一人患病，请赵三翁灸之而效。显然，这对重灸派的形成有一定影响。

2·3·4　地区因素

《素问·异法方宜论》指出了砭石、九针、灸焫有着不同的发源地区，即砭石来自东方，九针来自南方，灸焫来自北方。这是因为我国东南地区，气候较为温和，热病较多，故其地多用针砭治病；北方较为寒冷，寒证较常见，故其地用灸法疗病较多。地区不仅对针灸的发源有影响，而且对流派的产生也是有关的。主灸派代表人物之所以是陕西的王焘和河北的窦材，而主针派代表人物是四川的涪翁、浙江的凌云等，说明针灸流派和地区有一定关系。当然，由于流派产生是受多方面因素的影响，并非某一种单一因素作用的结果，因而各派别中也有北方偏重用针、南方偏重用灸的现象，如甄权重针，但他在西安长驻；王执中重灸，但他是浙江学者。

我国历史上的著名针灸医家，据不完全统计，有姓名可考者410多人，其中宋元以前者以今河北、陕西、甘肃、山西、河南、山东等地为多；宋元以后者属今江苏、浙江、安徽、江西等省的不少。以河北为中心的华北地区，早期代表有扁鹊等人，到金元时期则是以刘完素、张洁古、窦默为核心而形成的两个支派。其中河北中部以河间的刘完素、易水的张元素为主，偏重用放血、灸法治病，学术建树甚多，其追随者有云岐子、李东垣、罗天益、窦材等人。《济生拔萃》白榆序言谓洁古之学，为医中之王道，"北方业岐黄者，用其说以取效者多"。可见其影响之大，该书所称"洁古云歧针法"、明高武所称"东垣针法"以及刘完素的《素问病机气宜保命集》、罗天益的《卫生宝鉴》、窦材的《扁鹊心书》等均可作为这一派的代表之作。其次是河北南部肥乡县的窦汉卿针派，他师承了山东、河南一带的针法特点，偏重用毫针疗病，讲究针刺手法得气及穴位的选用，对后世华东等地的针灸学发展有巨大影响，其学术传播者，主要是《济生拔萃》的作者杜思敬及收藏和刊刻其著作《针经指南》的牛良祐、窦桂芳等人。再看浙江地区，浙江自古以来就是针灸医学比较发达、人才荟萃的地区，据《绍兴府志》载，晋代针灸家于法开就曾为孝宗治过病。此后徐熙一家六代，也以善于针灸而名垂青史。至于王执中、朱丹溪、闻人耆年、滑伯仁、王开以及元以后的许多针灸名家如王国瑞、沈好问、凌云、周汉卿、周仲良、祝定、高武、杨继洲、吴嘉言、胡子良、李梦周、董允明等人，在我国针灸史上也是颇负盛名的。其中有的家族，如王开、凌云都属较大的派系。其学术主张，从不多的著作中看，难以判断其倾向性。但从现存文献记载可知，其学术思想是互相渗透、互相影响的。如宋代王执中偏重用灸，闻人耆年、朱丹溪也偏重用灸；王开偏重用毫针，王国瑞、周仲良、祝定、杨继洲等人的主张也颇为类似；义乌县的金孔贤偏重研究经络，撰《经络发明》一书鄞县的赵献可也撰《经络考》等。

还有江西地区的学者，其学术观点亦相类似，江西针派的首领是南宋时的席弘，一直传到明代的刘瑾。刘瑾奉宁王朱权之命，为这一学派总结经验，在陈会《广爱书》的基础上改编成《神应经》，书中所列针灸派系图，首举梓桑君席弘，称席弘的针术九传至席华叔，十传至席信卿和席仁卿，十一传至席天章、陈会，十二传至席伯珍、刘瑾。追随者有弋阳县的徐凤，高武谓徐氏家世以针灸相传。徐凤所撰《针灸大全》一书，首载《席弘赋》，传播席弘针派的学术思想。其次是南丰县的李梴，也在所撰《医学入门》中竭力宣扬其针灸学说，影响较大。江西派学术特点主要是：① 重视八法针的应用。八法针又称"八法神针"，指八脉八穴或操作过程而言。明清时代的《饶州府志》称乐平县的洪魁八精于八法神针，《彭泽县志》称陶钦臣善用八法针；《江西通志》谓项世贤"精于八法用针之旨"。李梴《医学入门》卷一首载"子午八法”,谓“八法者,奇经八穴为要”。甚至江西著名剧作家汤显祖的《牡丹亭》中也提到八法针。② 重视补泻手法的应用。如徐凤《针灸大全》载《金针赋》,《针灸大成》中的《神应经补泻》《南丰李氏补泻》,把针刺补泻手法分为男女左右不同而应用,方法十分繁多,对倡导补泻手法的应用,起到了一定作用。③ 发展了灸法防病学说。如江西金溪明代医家龚廷贤的《万病回春》卷四载小儿断脐后,用艾灸脐带,以“外固脐带之坚牢,内保真气而不漏”。成年人每届中秋日灸一次,亦可“却病延年”。又提出“炼脐法”,用乳香、没药、川续断、麝香等药末填脐中,置艾施灸,无病者连日灸之,有病者三日一次,灸至腹内作声作痛,大便有涎沫等物出为止。此法在其所著《寿世保元》及南丰李梴的《医学入门》中也重复提到,并盛称其功效。

总之,某一地区的学者,其学术观点往往对其邻近地区的影响更大,很自然地形成不同流派,正如文学史上“江西诗派”的成员多属江西籍一样。

然而,地区影响的局限性,有着越是接近现代越不明显的倾向。这是因为随着社会的发展,交通印刷事业逐渐发达,学术传播已突破了空间的限制,能在更大范围内发生影响,已不局限于某一地区了。

2·3·5　工作对象因素

医家从事的工作对象、性质、内容不同,也是形成流派的原因之一。这是因为学者对自己从事某项工作的重要性认识较为深刻之故。如孙思邈对考订统一经穴位置的重要意义体会较深,所以,从事这方面的研究工作,他意识到“去圣久远,学徒蒙昧,孔穴出入,莫测经源,济弱扶危,临事多惑”,于是用《甲乙经》及当代名人文献校勘了《秦承祖图》,纠正了不少错漏之处,绘成了彩色的正人、伏人、侧人针灸图各一幅。又如从事文献研究的针灸歌赋派,也是认识到歌赋的撰写印刻,对普及针灸医学的重要性。正如高武在《针灸聚英》中所说“世俗喜歌赋,以其便于记诵也”,于是把前人歌赋大量收入了他的著作之中。作为医生,主要工作对象是病人,因此,临床研究诸派大多是以病人和病种不同区分的。如喉科针灸派夏春农,即以从事喉科工作为主;热病针灸派的庞安时,即以从事《伤寒论》的研究为主;治劳灸派的龚居中,即以专门从事虚劳病治疗而擅名;等等。大多是由于他们专门从事某科或某种病的研究而有所建树,成为一个流派的。

2·3·6　特定环境和条件因素

一些学者的学术观点形成,与其工作的特定时间、地点、条件有关。特定的环境条件,决定着疾病的常见原因和性质。如张子和主张攻泻,与他接受治疗的患者多为体质壮实的农民有关。张氏壮年时代虽在京做过一段短时间的太医,但其一生,大多是在河南农村度过的。其医案所述患者多为“血实”“肝木茂”“太阳阳明血气俱盛”,所治病种多为外感及五官科热病、外科疾病,这就决定了他必然多用放血攻邪一法。又如罗天益多用灸法温补脾胃,固然一方面是受其师李东垣学说的影响;另一方面,乃与他所处时代正值蒙古攻金,连年战争频仍,他的家乡河北一带惨遭兵祸,饮食劳倦疾病较为常见有关。元遗山云:“壬辰(1232年)之变,五六十日间,为饮食劳倦所伤而殁者,将百万人。”说明战争造成的特定环境条件,对形成学术观点也有一定影响。

2·3·7　疗效因素

学派的形成还与疗效有关。如《宋史》载许希喜用针,写有《神应针经要诀》一书,与他用针治愈了宋仁宗的病受到嘉奖不无关系。甄权亦重针法,曾撰《针方》《针经钞》等书,与他用针治好了成君绰和鲁州刺史的病不能没有联系。

特别是当疗效经亲身体验证实之后，对学说流派的形成影响更大。如庄绰重灸，是因其得陈了翁之传，复经自病用灸取效，故致力于灸法研究，写成《膏肓俞穴灸法》一书。又如宋许叔微用灸独具匠心，《普济本事方》卷二就记载了他自患腰痛用灸而愈的经过。张子和喜放血，《儒门事亲·目疾头风出血最急说》记述了他自患目疾刺上星等出血而愈。王执中特别欣赏灸法、火针、按压痛点取穴的应用，就与他运用这些方法和穴位多次治愈他的亲属以及他本人的疾病有关。《针灸资生经》卷六载他的母亲患头风用灸而愈；卷一载他自患冷痹用火针获效；卷五载他和他的"舍弟"膝疼灸愈后，发现足三里、膝关等穴出现压疼，效果更佳，于是主张按压痛取穴，提高了疗效。

现实疗效对于培养人们对事业的信念，激发人们的钻研志趣，促进学者在某一方面获得成就，具有一定的作用。

2·3·8 学科渗透因素

古代的按时取穴派形成，与中国阴阳、八卦、五行学说等渗透有关。又如道家学说对重灸派影响，由于秦汉以后，道家注重养阳的理论逐渐向医学渗入，于是成了重灸派的理论根据之一。《百子全书·道家类·至游子》："……阴尽阳纯，则长生焉。"又："……阴消而纯阳矣，可以长生。"竭力推崇灸法的窦材，在《扁鹊心书》中明确指出："道家以消尽阴翳，炼就纯阳，方得转凡成圣，霞举飞升"；"阳气不绝，性命坚牢"。至于葛洪重灸，显然也是受道家养阳思想的影响，他本人就是道家代表人物。他在用灸时，无论壮数、施灸部位、先后次序都体现了补阳思想。

总之，促使学派形成的因素很多，以上不过是几个主要方面。应当指出，古代每一个针灸学派的形成，大多是多种因素综合作用的结果。例如，王执中流派的形成，既有学术发展因素，也有医家互相影响因素，还有工作对象、亲身体验等多种因素参与。又如席弘针派的产生，除有学术发展因素、地区因素外，还有师承因素、学科渗透因素等。因此，对古代针灸流派的形成因素，必须全面地、历史地按照具体情况作具体分析，不可片面轻率结论和截然划分。

2·4 针灸流派对针灸医学发展的影响

各家针灸学说和流派的不断涌现，不仅本身意味着针灸医学的长足进展，而且大大推动了针灸医学的不断充实和提高。各种学说的各抒已见，学派之间的学术争鸣，一次又一次地把新的观点和理论补充进来，从而使这门学科逐步完善。

首先，从经络学的发展来看，《帛书·经脉篇》最早记载了十一条经脉的循行分布和所主疾病，但内容比较简略。黄帝岐伯针派的理论使经络学说得到了充实和提高，《内经》不仅增加了一条经脉，且大大充实了内容，并把经络系统区分为十二经脉、十二经别、十二经筋、十二皮部、十五别络、三百六十五络等，构成了比较完整的理论体系。其后《难经》又对经络学说中的奇经八脉做了归纳整理，正式提出奇经八脉是区别于十二经脉的一个独立的系统，对维脉主病作了增补，确立了奇经八脉的理论体系。

东汉张仲景创立六经辨证理论，西晋王叔和对表里经会合部位、共同出现的证候做了阐发，对各经虚实脉证提出了新的见解；对督脉主病，增加了"大人癫疾，小儿风痫疾"等内容。迄于金元，刘完素对中风、疮疡、瘰疬按经脉辨证施治又有不少发挥。张洁古对经络学说的贡献尤大,他根据《中藏经》《脉经》等文献对经络辨证内容做了不少增补。其《珍珠囊》一书,确立了药物归经学说;《医学启源》则进一步完善了经脉辨证理论。至于李东垣、朱丹溪等,在经络学说方面也有不少独特见解。李时珍对奇经八脉理论做了一定的发挥。

以上说明,经络学说的不断发展过程,就是各派的观点理论发展过程,不同流派对经络学内容不断提出新的观点,促进了经络理论的不断完善和提高。

其次,从流派出现对俞穴学发展的影响来看,也是不小的。

众所周知,十四经腧穴数量,到了晋代已经比较全面了。但是,此时经外奇穴仍然为数甚少,十四经腧穴理论仍欠完备。只是到了唐代,由于孙思邈和王焘的补充,才使腧穴理论大大跨进了一步。孙氏大量介绍经外奇穴的取法主治等内容;王焘的《外台秘要》则详述十二经穴每个穴位的定位、取穴、主治病证、灸疗壮数、刺灸禁忌等。

在宋代,官修《圣济总录》的问世,对统一腧穴排列顺序、密切经脉与穴位关系等方面起到了巨大作用。其后忽泰必烈、滑伯仁在此基础上又做了考订,把经穴全部纳入十四经范畴,写成了《十四经发挥》,更密切了穴位和经络的关系。

至于特定穴理论,经历代穴法派的实践总结也在不断充实。如《难经》对八会穴及俞募穴的应用,只有原则性的提示,但到后世有较大的发展。又如五输穴及井穴原穴,《内经》《难经》所述并不完全。到了金元四大家出现,通过他们的临床实践,特别是其后子午流注学说的创立,五腧穴的应用范围才有了扩大。还有八脉交会穴理论,则是窦默通过采访得来的,他把每穴主治范围扩大到约三十种病证,并验之临床,盛称其疗效。此后,又经杨继洲等人补充,特别是经王国瑞、徐凤等把它的应用发展为飞腾八法、灵龟八法,更显示了这一学说的临床意义。

由此可见,各个流派的学术观点、理论,对推动腧穴学发展,起到了巨大作用。

再次,从刺灸学发展看针灸流派的推动作用。如针刺手法,从汉代到宋代,基本都沿用《内经》所述诸法,进展不大。只是到金元时代,经何若愚、窦默等才有较多发挥。此后,徐凤提出众多的补泻手法,杨继洲提出十二法、下手八法,才使它的内容大大丰富起来。

放血疗法,张子和多用于实热证,薛立斋用于外科疾患,郭右陶用于痧证,夏春农则用于治喉病,主治范围不断扩大。

灸法,晋以前内容较为贫乏,但从魏晋到宋元时代,化脓灸,多壮灸有了巨大发展。这是由于一大批重灸派提倡的结果。他们对于发灸疮的重要性和发灸疮方法及灸疮不愈、灸时疼痛如何处理等一系列问题都提出了一整套理论。

隔物灸始于晋代。而到金元时代,则是应用较多的一种灸法。直到清代,其所隔物品,已遍及各种动物、植物和各类中药等几十个品种。这与葛洪、朱丹溪、薛立斋等人的倡导是分不开的。

药条灸,起于明代,也是今天习用的艾卷灸法的滥觞,是明清两代范培兰、陈修园、叶天士等人宣扬提倡的结果。

总之,针灸流派对刺灸学发展的推动作用,也是显而易见的。

最后是流派对针灸临床治疗处方学发展的影响。

针灸处方,在《内经》中虽然不少,但到《甲乙经》时才大大丰富起来,葛洪《肘后备急方》则对灸法治疗几十种急症做了补充,陈延之也相应做了不少发挥,如其灸治咳嗽的处方就有十多个。到了唐代,孙思邈、王焘更广泛搜罗针灸文献及散在验方,又使其内容得到了大量增加。特别是针灸在预防医学方面的应用,更突出地提了出来,标志着针灸处方学的一大发展。

综上所述,可见针灸流派对于针灸医学的巨大推动作用。哪个时期出现的学说和流派最多、学术争鸣空气最活跃,则那个时期的针灸医学发展速度也最快;否则,就处于停滞静止状态。宋金元时代之所以针灸学发展较快,就与金元四大家的各抒己见,勇于探索,大胆提出各种不同见解有关。到了清代,针灸学发展不太明显,则与当时流派较少,而医家又是陈陈相因、抄袭前人旧说有关。

针灸流派对针灸医学发展的影响,除上述积极方面的作用以外,也有一定消极影响。例如,王焘废针,对针法的发展不能不起一些阻碍作用;张仲景热证忌灸之说,也局限了灸法的应用范围。这些学说对针灸学的全面发展是不利的。王焘推崇用灸,后来龚居中居然把灸法的适用范围夸大到广阔无边的程度,显然又是不切实际的。当然,总的来看,针灸流派的作用,主要在有利于学术发展方面,至于消极影响,毕竟是无足轻重的。

中篇　各　论

1　张机的针灸学说

张机（约150—219年），字仲景，南阳涅阳（今河南省南阳邓县）人，东汉末年著名医学家。他广泛地研究了《内经》等古典医籍，博采劳动人民治疗疾病的经验，结合自己的临床实践，撰《伤寒杂病论》合十六卷，倡导伤寒六经辨证和杂病的八纲辨证原则，发展了中医辨证论治理论，提出了用针灸治疗伤寒杂病的具体方法，对后世影响较大。他的著作经晋代王叔和的编次，又经宋代高保衡、孙奇、林亿等人的校正，成为现在的《伤寒论》《金匮要略》二书。

张仲景是一位针灸药并重的医家。他在《伤寒论》原序中所称越人入虢之诊，就是针灸药并用的先例，他自称"宿尚方术"，这个"方术"即指"导引吐纳、针灸膏摩"。在他的著作中直接与针灸有关的条文达69条，反映了他的针灸学说与观点。条文中应用的穴位有风池、风府、期门、巨阙、大椎、肺俞、肝俞、劳宫、关元等九个；而后世医家根据他的论述，还补充了足三里、太溪、膈关、气海、中极、中脘、下脘、太冲、百会、幽门、交信、囟会、廉泉、大杼、缺盆、气冲、上下廉、云门、委中等穴。

他的针灸学说，是承自《内经》的学术思想，并予以发展而成的。

阳证宜针　阴证宜灸

"阳证宜针，阴证宜灸"，是张仲景针灸学说中的主要观点之一。在69条与针灸直接相关的条文中，以《伤寒论》为例，属于正确治疗的针灸条文计18条，其中属于三阳篇的有11条，而针刺法占10条，仅一条为灸，即桂枝加桂汤条，此条虽属三阳篇用灸，却是针对寒邪而设，寒则用温热之法，与"阳证宜针，阴证宜灸"学说并不相悖；属于三阴篇的有7条，其中灸治法占6条，仅一条为用针之法，即"少阴病，下利，便脓血者，可刺"。此虽属少阴病，却是邪陷血中，为实热，故用实则泻之之法，与"阳证用针，阴证用灸"学说亦不相悖。而误治条文有21条，其中属于三阳篇的有17条，误治的原因，均与热证用灸有关；属于三阴篇为一条，此虽属阴证用灸，但为阴虚，条文为"少阴病，咳而下利，谵语者，被火气劫故也。小便必难，以强责少阴汗也"。故有此变证。属于其他篇的有三条，均为伤寒化热传里之候，误用火热治疗致成坏证。

可见，张仲景认为"阳证用针刺，阴证用灸法"治疗，一般不出现变证、坏证，而阳证用灸易出现变证、坏证。阴证用针则是在特殊情况下使用。

阳盛阴虚 忌用火灸

所谓火，当包括艾灸、熏熨、温针、烧针等内容，张仲景认为，阳实证不宜用火治，如《伤寒论》118条“脉浮热甚，而反灸之，此为实。实以虚治……”可致火邪上越，热伤阳络“因火而动，必咽燥吐血”。又如《伤寒论》117条：“太阳病，以火熏之，不得汗，其人必躁，到经不解，必清血，名为火邪。”说明太阳病不能以火熏取汗，纵令汗出，亦由火力劫迫所致，阳实证用此法，于治为逆，故出现躁扰便血等症。

至于阴虚的热证，不但火热比较猛烈的方法不能运用，即使是火热比较温和的灸法，也应忌用，如《伤寒论》284条：“少阴病，咳而下利，谵语者，被火气劫故也，小便必难，以强责少阴汗也。”说明少阴受邪，本可用温药扶阳兼驱邪，但火劫迫使汗出，则阳未复而阴已伤，故产生变证。可见阴虚之病，即使需要扶阳，也不能用火，以免误治。又如《伤寒论》119条：“微数之脉，慎不可灸，因火为邪，则为烦逆，追虚逐实，血散脉中，火气虽微，内攻有力，焦骨伤筋，血难复也。”因为阴虚之人，筋骨本失濡养，今用灸法，火力虽微，易使津液受伤，加重阴虚，则可见枯槁之形，或促使疾病恶化，故宜慎用。

阳证虽然忌火，但也有例外，如《伤寒论》48条：“二阳并病……设面色缘缘正赤者，阳气怫郁在表，当解之熏之。”因阳热在表，可透散，借熏法的透散能力以去热，此与阳实在里当用清法以及“阳盛阴虚忌用火灸”不同。

未病早防 已病早截

张仲景继承了《内经》的预防思想，并予以发展，提出了“未病早防、已病早截”的观点。他的未病早防，包括未病之前，要注意摄生保养，抵御外邪侵犯，使不发病；而既病之后，要及早治疗，先治未病之脏，如“见肝之病，当先实脾”之类。《金匮要略》谓：“若人能养慎，不令邪风干忤经络；适中经络，未流传脏腑，即医治之。四肢才觉重滞，即导引、吐纳、针灸、膏摩、勿令九窍闭塞。”

在治疗中，张氏的辨证论治还有一个很重要的方法，就是“已病早截”，即对疾病的传变进行截断治疗。如《伤寒论》8条：“太阳病，头痛至七日以上自愈者，以行其经尽故也；若欲作再经者，针足阳明，使经不传则愈。”因为张氏认为疾病若不进入脏腑，那么就会在经脉之间相传，此时就会有一个六日的循环规律，至第七日传遍六经，就会出现向愈的机转，若不向愈，则有可能出现第二次循环，为了截断第二次循环，即可针刺足阳明经，使不传经而获得痊愈。

和汤合药 兼施针灸

张仲景虽然长于方药，但却认为有的病应该针灸药并用。如《伤寒论》24条：“太阳病，初服桂枝汤，反烦不解者，先刺风池、风府，却与桂枝汤则愈。”说明针灸药各有所长，针灸药并用，其效果往往比单用一种方法为好。另外，他在治疗“热入血室”一证时，既有用方药为主的，如小柴胡汤等，也有以针灸为主的，如针刺期门等，根据不同病情取各法之处，以提高疗效。对于这一思想，他在《金匮要略》中明确提道：“妇人之病……审脉阴阳，虚实紧弦，行其针药，治危得安。”强调了针灸药合用的重要性。

张仲景在针灸方面的学术思想对后世产生了深远影响。如许叔微针灸师法仲景，取效颇显，他记载的“热入血室刺期门”“妊娠刺劳宫”“太阳病欲传经针足阳明”以及“阴毒渐深”灸关元至手足和暖为效和“阴毒沉困”、脉微细数、阳欲脱灸脐中等治案治法，都是张仲景针灸学说的进一步发展。又如张元素提出用“井”“原”穴治疗伤寒病的一系列方法；近代承淡安所著《伤寒论新著》则更将《伤寒论》有关条文结合针灸法论述发挥，继承和发展了仲景的针灸治疗热病学说。

2　王熙的针灸学说

王熙，字叔和，高平（今山西高平，一说山东济宁）人，生卒年代不详，但据《甲乙经》序提到当时王氏已是“近代太医令”，说明他和皇甫谧是同时代人，那么他应生活在公元二三世纪。王氏为西晋名医，做过太医令，通经史，旁研方脉，精意切诊，集前代有关论脉文献，结合自己临证体会，编成《脉经》10卷，进一步使脉学理论与方法系统化，书中把各种脉象归纳为24种，并对相似脉象进行排列比较，以便掌握，对脉学的研究有重大贡献。《脉经》还用比较多的篇幅记载了针灸内容，反映了王氏的针灸学术思想。《脉经》对50多个穴位做了记述，有20多个穴位未见前人文献。书中对经络病候、诊断分型也充实了不少内容，对针灸法理论也有新的发展，如针刺深度、施灸壮数等均有所载述，对针灸学说的发展起了较大作用。

另外，他将张仲景的《伤寒杂病论》进行了整理。除此之外，据唐代林伯宗《名医传》及宋《太平御览》载，王氏的著作尚有《脉诀》《脉赋》等。

针灸必先诊脉

以经络脏腑学说为基本核心的针灸辨证施治理论，在《脉经》中有了明显进展，其突出的表现就是把切诊与脏腑经络辨证紧密结合起来，以脉论证，先脉后证，最后讲针灸原则与方法。如《脉经》卷二：“平三关阴阳二十四气脉第一”载：“左手关前寸口阳绝者，无小肠脉也。苦脐痹，小腹中有疝瘕，王（一作五）月即冷上抢心。刺手心主经，治阴。心主在掌后横理中（即大陵穴）。”“左手关前寸口阳实者，小肠实也。苦心下急痹，小肠有热，小便赤黄。刺手太阳经，治阳。太阳在手小指外侧本节陷中（即后溪穴）等。”在论脉位时，是按左手寸、关、尺为心、肝、肾和右手寸、关、尺为肺、脾、肾（命）的规律，六腑从相合方面与五脏相配，故前文引左寸为小肠与心。在论脉体时，从充实，虚无分阴阳，如以寸口阳的变化测小肠，阴的变化测心。而阳绝时治阴经心主经，阳实时治阳经小肠经；反之，阴绝时治阳经小肠经，阴实时治阴经心主经，其他脏腑类推。

王氏重视脉诊，但并不单纯依靠脉诊决定一切，他始终注意四诊合参。在写出脉象时，一定同时描写症状；在问得各种症状的同时，使用望诊，如观察“口中伤烂”“不安”“短气”“眯目”等；还结合病证，使用闻诊以判别寒热，如对“胃中冷”“胃虚热”“胃热”，就根据涌吐物及二便的气味进一步了解判断。由于他强调以脉论证，四诊合参，故在治疗上也比较注重针药合用，如《脉经》卷二“平三关病候并治宜第三”，在中风时用桂枝汤，并针风池、风府，向火灸身，摩治风膏；在伤寒时用麻黄汤，并针眉冲、颞颥，摩治伤寒膏，灸治诸风穴；胸中壅满吐逆用前胡汤，并针太阳、巨阙泻之。这些都是针药合用的方法,对提高疗效大有裨益。王氏突出脉诊在针灸诊疗中的应用,较《内经》所载有了明显的发展。

俞募五输并重

王氏《脉经》对五脏六腑共二十个“俞”“募”穴的部位、主治以及刺灸法做了详尽的描述,大大丰富发展了《内经》《难经》中俞募穴的内容,如《脉经·卷三》载“肝俞在背第九椎,募在期门。胆俞在背第十椎,募在日月”“心俞在背第五椎,募在巨阙。小肠俞在背第十八椎,募在关元”等,是比较完整地叙述俞募穴理论的现存最早文献。

王氏不仅详细地叙述了俞、募穴的位置,并指出了适应证,倡导四肢“五输”穴与“俞募”穴配合应用的治疗方法,如《脉经》卷六载:“肝病,其色青,手足拘急,胁下苦满,或时眩冒,其脉弦长,此为可治。宜服防风竹沥汤、秦艽散,春当刺大敦,夏刺行间,冬刺曲泉,皆补之;季夏刺太冲,秋刺中郄,皆泻之。又当灸期门百壮,背第九椎五十壮。”其中大敦、行间、太冲、中郄(封)、曲泉为五输穴,期门为肝募,背第九椎为肝俞,其方法是针五输穴,灸俞募穴。其中五输穴按《难经·七十四难》视季节不同而分别选用,而俞募穴则可随时运用。

五输穴的应用在《脉经》“平三关阴阳二十四气脉第一”中,介绍寸脉病时,选小肠经和心主经穴(林亿谓为后溪与大陵),就是左寸脉主心与小肠之故。由此可见,王氏运用五输穴的原则是,先按脉,再定疾病属何经脉,然后按经取穴。

三焦联表里　平脉定腧穴

王氏从脏腑经脉阴阳表里相关出发,以三焦将它们联系起来,如下表。

表里经名称	与三焦关系	阴阳气机会合处
心与小肠	上　焦	神庭[在龟(鸠)尾下五分]
肺与大肠	上　焦	云门
肝与胆	中　焦	胞门[在太仓左右三寸]
脾与胃	中　焦	章门[在季肋前寸半]
肾与膀胱	下　焦	关元左右

五脏六腑表里配属关系,通过三焦提挈要领,并引导出脏腑阴阳气机与穴位的关系。这样一来,分证清楚,治疗目的明确。如分证时,《脉经》“平人迎神门气口前后脉第二”均将表里经的证候集中叙述,如“足太阴与阳明经俱虚也”的“脾胃俱虚”,可出现“胃中如空状”“少气不足以息,四肢寒,泄注不已”等证。“手太阴与阳明俱实也”的“肺大肠俱实”证,可出现“头痛目眩,惊狂,喉痹痛,手臂卷,唇吻不收”等证。可见以三焦为纽带,从病理角度进行表里证候归纳,是王氏的重要分证方法。在治疗上,《脉经》“平三关病候并治宜第三”中还有:同是浮脉,若出现在寸部,说明病在心肺,选用风池、风府等上部穴;若出现在关部,说明病在脾胃,选用胃管穴;若出现在尺部,说明病在肾,选用横骨、关元等下部穴,可见三焦分证对治疗有着直接的指导意义。

综上可见,王熙的针灸学说,既继承发扬了前人的学术思想,又对经络腧穴、刺灸方法以及证候分类等一系列理论做了发挥。他不仅是一位卓越的脉学家,也是一位很有贡献的针灸理论家。

3 葛洪的针灸学说

葛洪(约261—341年),字稚川,自号抱朴子,人称葛仙翁,丹阳句容(今江苏句容县)人,东晋时著名道学家兼医学家,据《晋书·葛洪传》载:“洪少好学,家贫,躬自伐薪以贸纸笔,夜辄写书诵习,遂以儒学知名。”他博览群书,攻研《内》《难》医经,且好神仙之术,尤喜炼丹,曾一度在东晋王朝为官,晚年隐居于广东罗浮山。

他著成《玉函方》一百卷,后经陶弘景、杨用道增补,成为现流传的《附广肘后备急方》,其中采取民间实用单方、验方及灸法汇编成书,价廉方便有效,正如段成已作序时所说:“验其方简要易得,针灸分寸易晓,必可以救人于死者,为《肘后备急方》。使有病者得之,虽无韩伯休,家自有药,虽无封君达,人可为医,其以备急固宜。”该书不仅为救治急症的医方专著,还较早倡导了灸法,全书共有灸方九十九条,广泛应用于内、外、妇、儿、五官科三十多类疾病。对灸法治病的作用、效果、操作、宜忌等作了全面论述,是记载古代艾灸疗法较多、较早的医学文献之一。

他的著作尚有《神仙传》和《抱朴子》内、外篇。

急证用灸

葛氏的《备急方》,虽用灸范围广,但大多数是针对急性病的。如救治卒中恶死昏迷,寒湿霍乱的吐泻,卒发癫狂及痈疽、犬咬、蝎螫等。这些病证发作突然,症情严重,治疗得当,能够力挽狂澜,转危为安,治疗错误或不及时,则往往后果严重。

兹将葛氏急证灸方,择要列表如下。

病证		施灸部位	壮数
卒中恶死		唇下宛宛中承浆穴	十壮
卒死尸厥		膻中	二十八壮
卒客忤死		鼻人中	三十壮
卒得鬼击		脐下一寸	二壮
卒魇寐不寤		足大指聚毛中	二十一壮
卒中五尸		乳后三寸	十四壮
卒心腹烦满吐逆		乳下一寸	七壮
霍乱诸急	腹痛	脐上心厌下四寸太仓穴	十四壮
	呕吐	心下二寸	十四壮
	洞下	脐旁大肠募穴	十四壮

（续表）

病　　证		施　灸　部　位	壮　　数
霍乱诸急	肢厥	两足内踝上，不愈加两足内踝尖上三寸（三阴交）	各七壮
	转筋	蹶心当拇指大聚筋上（涌泉），又足大指下约（纹）中	七　壮
卒发癫狂		阴茎上宛宛中	三　壮
卒得惊邪恍惚		鼻下人中及两手足大指爪甲本	各七壮
卒中风		两足大指下横纹中	随年壮
卒咳嗽上气		从大椎下第五节下、六节上空间	随年壮
卒身面肿		足内踝下白肉	三　壮
卒胃反呕逆		两手腕后两筋中间使穴	各七壮
卒患腰痛		腰眼	七　壮
痈疽发背		其发处	百　壮
卒阴肿痛		足大指第二节下横纹理正中央	五　壮
卒猘犬所咬		灸疮中	第一日十壮，第二至百日，每日一壮

从上表可以看出，葛氏拯急救危为了简化方法，便于运用，故所选穴位较少。在近百条灸方中，所载穴位只有20多个。葛氏自称："灸但言其分寸，不名孔穴，凡人览之，可了其所用。"不少施灸部位，均无穴名，如"心下三寸""脊两边陷处""足内踝下白肉"等。还有一些直接在患部施灸，多用于痈疽疮疡及所发肿痛处。

此外，在量取穴位时，还采用绳量法、竹量法及其他量法，如治寒热诸疟，"大开口，度上下唇，以绳度心头，灸此度下头百壮"。就是以身体某一部位作为其他部位取穴的标志，就地取材，简明准确，人均可用。此外，还有指按法取穴和华佗夹脊穴施灸的方法。总之，这些方法，记忆方便，取用方便，灸疗方便，针对性强。

灸以补阳

葛氏用灸补阳思想，可从灸的壮数、施灸顺序等方面反映出来，在施灸治疗时，其艾灸的壮数是以阳数为主的，如一壮、三壮、五壮、七壮，然后以七的倍数加壮，如十四壮、二十一壮、二十八壮等，或称之为二七壮、三七壮。奇数为阳，古人多以七为阳之代表，故葛氏根据病情及用灸补阳的不同需要，以七为基础翻倍。从此可以看出，葛氏认为灸治法是以补阳为主的，结合所载病证来看，也大多数是由于阴寒偏盛、气机逆乱形成的，故用艾火温阳之时，加以适当运用以阳计数的壮数以取得效果。

葛氏在施灸的先后上，一般也是从阳到阴，如治脚气病，"必先从上始"，即按序自头至足。头为诸阳之会，先灸头乃使较快调整全身阳气的作用，而先阳后阴，又是一种从阳到阴的治法。这既反映了他的道家重阳思想，也说明在急性寒证中以阳制阴、从阳到阴的治法是很重要的。

灸焫未必用艾　施灸亦可隔物

为了急救方便，葛氏还提到了竹茹灸、黄蜡灸、纸屑灸等法。这样一方面是为了在仓卒无艾时作为艾的代用品使用；另一方面也是利用竹茹和黄蜡的治疗作用以提高疗效。这是对艾灸法的一种改进与提高。如治蛇咬时，“刮竹皮及纸皆可以为丸”。用此丸灸患伤处，竹茹的清热开窍、通经活络作用，能发挥一定的解毒功效。又如治狂犬咬伤，用“火灸蜡以灌疮中”，就是利用熔解的蜡能深入疮内而起治疗的作用。这些药物既有艾条的温熨作用，又有艾灸所没有的其他特点，使灸法的治疗方式和作用得到了扩大和加强。

记载隔物灸法的最早文献，当推葛氏的《备急方》。它对隔蒜、盐、椒、面，以至瓦甑等物的施灸方法，均有记载，为灸疗的多样化发展开辟了新途径。

隔物灸中以隔蒜灸运用最多，如灸肿令消方中，有“取独颗蒜，横截厚一分，安肿头上，炷如梧桐子大，灸蒜上百壮”“勿令大热，但觉痛，即擎起蒜，蒜燋，更换用新者，不用灸损皮肉”。这种方法，葛氏曾亲身体会，如他说：“余尝小腹下患大肿，灸即差，每用之，则可大效也。”隔盐灸有两法，一是用盐置于脐上，一是用口嚼盐后，吐到疮口上，然后再用灸法治疗。隔椒、隔面灸，治“一切毒肿疼痛不可忍者，搜面团肿头如钱大，满中安椒，以面饼子盖头上，灸令彻痛，即立止”。隔甑灸法是一种熏灸的方法，如：“取干艾叶一斛许，丸之内瓦甑下，塞余孔，唯留一目，以痛处着甑目下，烧艾以熏之，一时间愈矣。”

隔物灸是药灸结合的一种灸疗方法，能合二者的作用，使其对某些病证发挥更大的效应。

总之，葛洪倡导灸法，尤其将灸法大量应用于急性病证等方面均有建树，对发展灸法应用具有杰出贡献，对后世影响很大。历代出现了不少灸疗学专著，如唐代崔知悌的《骨蒸病灸方》，宋代闻人耆年的《备急灸法》，明代叶广祚的《采艾篇》，清代徐宝谦的《灸法新传》，吴亦鼎的《神灸经纶》。《千金方》《外台秘要》《太平圣惠方》中，亦收集了大量灸方，从而使灸疗学的内容日趋完善。

另据《太平广记》《历世真仙体道通鉴》及《广东通志》《三元宫碑记》载，葛洪的妻子鲍姑也善用灸法疗病，广州越秀山下有鲍姑井，并有一所道观，名三元宫，宫内设有鲍姑塑像，求医者香火不绝。显然，鲍姑重灸的学术思想是与葛洪的学说密切相关的。

4　陈延之的针灸学说

陈延之，生卒年月不详，据考为晋隋时医家，著《小品方》，原书虽已亡佚，但从《千金方》引证的陈氏条文及《外台秘要》所引录的一百一十条、《医心方》引录的二百一十五条、《证类本草》引录的三条原文中，可窥见它的概貌。《小品方》是我国古代一部重要方书，约写于公元5世纪上半叶。孙兆曾说，“且古之如张仲景、《集验》、《小品方》最为名家”。高保衡也说：“为医者皆习张仲景《伤寒》、陈延之《小品》……以类推之，则《小品》亦仲景之比也。常痛其遗逸无余，及观陶隐居《百一方》、王焘《外台秘要》，多显方之所由来，乃得反复二书，究寻于《千金方》中，则仲景之法十居其二三，《小品》十居其五六……”这里把陈延之与张仲景相提并论,可见陈氏在当时声誉之高。

重视灸法,运用灵活,这是陈氏的一个主要思想。他认为灸法不仅简便易行,而且使用范围宽、效果好,所以值得提倡与运用。他说:"夫病以汤药救其内,针灸营其外,夫针术须师乃行,其灸则凡人便施。为师解经者,针灸随手而行;非师所解文者,但依图详文则可矣。野间无图不解文者,但随病所在便灸之,皆良法。"在这一思想指导下,《小品方》对灸法做了多方面的论述。

灸宜灵活权变

陈氏偏重灸法,既参考前人经验,又不囿于一说。他对不少灸法理论都提出了独特见解,反映了他的灸宜灵活权变的思想。例如,对当时盛行的起泡化脓瘢痕灸,就提出了"避其面目四肢显露处"的主张,认为这些地方用瘢痕灸,"以创瘢为害耳"。又如对施灸点火材料、引燃方法、灸用原料等,也提出了自己的看法。对艾炷的大小也做了解释和发挥,他认为艾炷大小沿用黄帝"灸不三分,是谓徒冤"的看法,是因为艾炷底阔三分,才能完全覆盖在孔穴上,点火以后才能通过穴位、经络发挥作用。但是,只有恰当掌握火量,才能使火气沿着经络到达所治疗的部位。若火量过大,易烧伤机体;火量过小,则火气不能运达,就会降低治疗效果。虽然一般以炷根阔三分为宜,但他认为"江东及岭南地气温、风寒少,当以二分以还,极一分半也,逐人形阔狭耳"。可见,还应根据地域、天气、人体等各种不同情况分别对待。

他认为灸宜多变而不可执一。在用灸的方法上,壮数多少虽然有个大概要求,"但须准病轻重以行之,不可胶柱守株"。他用灸的壮数有多至100壮的,也有少至14壮的,即使是同一种病,也有五十壮、一百壮、随年壮,甚至一日三次用灸的区别。如对狂犬病的治疗,《肘后方》载:第一次灸十壮,以后每日一壮,满百乃止。《小品文》则是每次均灸百壮,并强调灸前须在局部放血泄毒,与病情相适应,发展了葛洪灸疗学说。

在看待禁灸穴时,陈氏说:"黄帝经禁曰不可灸者有十八处,而《明堂》说便不禁之。"所以他很赞同曹氏"有病可灸,无病不可灸"的看法。《针灸资生经》根据这一思想,发展为禁灸穴许灸三壮的看法。

综上可见,陈氏有瘢痕灸、艾炷大小、壮数多少、禁灸穴位等许多问题上,都贯穿着他的灵活多变思想。

灸必辨证用穴

陈氏对施灸用穴有不少独到之处,我们从《千金要方》《千金翼方》《医心方》等著作中,可以找到他三十多个处方。其用穴特点是取穴少,一般每次一穴,多则二三穴;除十四经腧穴外,还用到经外奇穴。其中值得重视的是一病多方的同病异治法,体现了辨证论治的灵活性,如咳嗽病证就有十二方,其中有手太阴肺经上的中府、云门;任脉上的天突、膻中、巨阙;督脉的风府;足太阳膀胱经上的大杼、肺俞;足少阳胆经上的肩井;足厥阴肝经上的期门;足少阴肾经上的彧中、俞府;足阳明胃经上的气户。显示了他根据咳嗽的不同病情和类型区别选用穴位的观点。

另外,陈氏用穴并不局限于十四经穴,有时也用到经外奇穴,如《医心方》收集《明堂经》649穴,诸家11穴,其中有两个穴是新穴,并明确指出是出自《小品方》,即曲尺穴与膝目穴,(曲尺穴在"脚趺上,胫之下接腕曲屈处,对大指歧,当踝前两筋中央陷中是也";膝目穴在

“膝内外目”,当指膝眼。)并称能治下肢疾病。

《小品方》虽然重视灸法,但对针刺疗法并不完全排斥,如治眼肤肉生复瞳子方,即是用烧针针肤上,并说用割治疗法不如此法。又如治“赤脉起如编绳,急痛壮热”的“编病”,即是“以锋针数镵去血气,针写其结脉处……”

总之,陈氏是继葛洪之后又一位倡导灸法的先驱者。他的灸法理论,无疑对丰富针灸医学内容,把针灸医学引向全面发展的道路,起着重要的作用。

5 孙思邈的针灸学说

孙思邈(约581—682年),隋唐时代京兆华原(今陕西省耀县)人,自幼笃学,七岁时“口诵千余言”,弱冠博览群书,“通百家说,善言老子、庄周”,“兼好释典”,又通阴阳,推及医药。唐代卢照邻称其“道合古今,学殚术数”,可见其学识之渊博。孙氏少时因病学医,精勤不倦,年长时常为亲邻治病,“多所济益”。尤可贵者,是其“白首之年,未常释卷。至于切脉诊候,采药合和,服饵节度,将息避慎,一事长于已者,不远千里伏膺取决”。如此谦诚勤勉,终至成为一代名家。他因感于“诸方部帙浩博,忽遇仓卒,求检至难”“乃博采群经,删裁繁重,务在简易”,而撰成《备急千金要方》及《千金翼方》等书,影响至为深远。

《备急千金要方》,全书三十卷,成书于652年。其中收内、外、妇、儿、五官等各科疾病的处方五千余首,此外,尚有针灸的专门论述和散见各章的针灸内容一千余条。书中还叙述了救急、食疗、养生、气功、按摩等内容。本书不仅反映了著者本人长期的医疗实践经验,同时还收载了唐以前医疗文献的珍贵资料,其中如郭玉、张文仲、范汪等各家之说,多赖此书得以部分保存和流传。

《千金翼方》,全书三十卷,成书于唐永淳元年(682年),是为补充其所撰《备急千金要方》而编集的。全书共计189门,合方、论、法二千九百余首,收载药物800余种。涉及妇人、伤寒、小儿、补益、中风、杂病、疮痈、色脉、针灸、禁咒等方面。

针灸的内容,在上述二书中,占有一定比重。《备急千金要方》卷二十九、三十,《千金翼方》卷二十六、二十七、二十八,均专论针灸,还有不少散见于其他各卷之中。特别是孙氏收载了较多经外奇穴,叙述了火针的具体应用方法,提出了取穴的指寸法等,对针灸医学的发展起了重要作用。

防病早治

重视疾病的预防和早期治疗,是孙氏的重要学术思想。如他说:“上工医未病之病。”“神工则深究萌芽。”而在针灸方面,他指出了用灸预防传染病的方法,他说:“凡人吴蜀地游宦,体上常须三两处灸之,勿令疮暂差,则瘴疠温疟毒气不能著人也。故吴蜀多行灸法。”在患病之后,他又提倡及时治疗,如云:“凡脚气初得脚弱,使速灸之,并服竹沥汤,灸讫可服八风散,无不差者,惟急速治之。”他还谆谆告诫说:“此病轻者,登时虽不即恶,治之不当,根源不除,久久期于杀人,不可不精以为意。”

可见,孙氏的预防思想是很全面的,从未病到已病,均包括在内,采取预防措施,针灸贯穿其中,不愧为“苍生大医”。

针药并重

在《备急千金要方》和《千金翼方》两书中,都体现了孙思邈针灸、汤药并重的学术思想。如他说:“若针而不灸,灸而不针,皆非良医也;针灸不药,药不针灸,尤非良医也……知针知药,固是良医。”又说:“故经曰:汤药攻其内,针灸攻其外,则病无所逃矣。方知针灸之功,过半于汤药矣。”因此,孙氏在著作中所述许多疾病的治疗,都是针药兼施的,但他认为有些病以用针为佳,有些病以用灸为良,有些病宜用药治,而有些病则是针灸药物并用。谓“其有须针者,即针刺以补泻之,不宜针者,直尔灸之”。根据各种疗法的特长,再按病情需要而取舍应用,这对充分发挥其各自优势,提高临床疗效都有重要意义。孙氏认为针灸与汤药相辅相成不可偏废的思想是可取的。宋代高保衡说:“苟知药而不知灸,未足以尽治疗之体,知灸而不知针,未足以极表里之变。如能兼是圣贤之蕴者,其名医之良乎,有唐真人孙思邈者,乃其人也。”可见其对孙氏的这种学术思想评价甚高。

看脉刺灸

孙思邈曾说:“夫脉者,医之大业也,既不深究其道,何以为医者哉。”其对脉诊的重视,于此可见。他在《备急千金要方》和《千金翼方》中,各以一卷的篇幅阐述脉诊,也正是其重视脉诊的明证。

在治疗中,孙氏注重看脉用针。他在《备急千金要方》卷二十八“平脉、三关主对法第六”中,就根据王叔和《脉经》记载了许多根据脉诊、症状施治的条文,例如“寸口脉浮,中风发热头痛,宜服桂枝汤、葛根汤,针风池、风府,向火灸身,摩治风膏,覆令汗出”;“关上脉缓,不欲食,此脾胃气不足,宜服平胃丸、补脾汤,又针章门补之”;“尺脉紧,脐下痛,宜服当归汤,灸天枢,针关元补之”等。故在他的著作中,反复强调脉诊对针灸的指导作用,如“凡欲针灸,必先看脉”“每针常须看脉,脉好乃下针,脉恶勿乱下针也”。此外,他根据张仲景的热证忌灸学说,对浮、数之脉提出了禁灸的告诫,如“凡微数之脉,慎不可灸”“脉浮热甚,勿灸”。这种以脉诊为指导的看脉用针思想,是值得重视的。

灸宜权变

孙氏在《备急千金要方》中,提出了艾炷的大小与灸之生熟的看法,如:“头面目咽,灸之最欲生少;手臂四肢,灸之欲须小熟,亦不宜多;胸背腹灸之尤宜大熟,其腰脊欲须少生。”至于生熟的程度,孙氏认为:“大体皆须以意商量,临时迁改,应机千变万化,难以一准。”“凡言壮数者,若丁壮遇病,病根深笃者,可倍多于方数;其人老小羸弱者,可复减半……仍须准病轻重以行之,不可胶柱守株。”总之,大小生熟在记载上虽有一定之数,在临证时却须机灵以应,以知常达变。

不仅如此,他还记叙了许多隔物灸的方法,如隔蒜、盐、豆豉、葶苈子、附子、商陆等。更有一些特殊的灸法,如麻花艾灸、苇筒灸及横三间寸灸等。尤其可贵的是,他在记述了用艾炷灸治疗蛇毒的方法以后,接着补充了一个权宜的应急措施:“无艾,以火头称疮孔大小热之。”这是考虑到蛇毒的救治须要及时,而仓猝之际每苦无艾,故以“火头”代之。这种急人危难,一心赴救的精神,以及临机应变的方法,都是值得学习的。

重奇穴　说阿是

经外奇穴是针灸腧穴的重要组成部分，此类腧穴，虽在唐以前文献有所记述，但为数甚少，在孙氏著作中，则较多地记述了其内容，正如宋代高保衡在《新校备急千金要方例》中所说："凡针灸孔穴，已具明堂篇中，其逐篇诸穴多有不与明堂同者，及明堂中所无者，亦广记当时所传得效者耳，故不必尽同旧经也。"其所谓"不与明堂同者，及明堂中所无者"，当指经外奇穴而言。

孙氏著作中的经外奇穴，包括以下两类：一类是有穴名、有部位及取穴法者，如《千金要方》中的寅门、当阳、当容、燕口、浊浴；《千金翼方》中的转谷、始素等，共有120多个。另一类为仅有部位及取穴法记载、而无名称者，如《千金要方》中所谓"小儿暴痫，灸顶上回毛中"等共有70余处，其中有的穴位，唐以前文献无名称，孙氏为之命名，如葛洪《肘后备急方》有"上唇里弦弦者"，孙氏命名为悬命穴；也有些穴位在两部《千金方》中无名称，为后世医家命名者，如《千金》中称的"十指头"，后世医家命名为十宣穴。

还有"阿是"穴，是孙氏最早命名的，虽《内经》也有"以痛为腧"类似阿是穴的描述，但无正式名称。《千金要方》二十九卷"灸例第六"云："有阿是之法，言人有病痛，即令捏其上，若里当其处，不问孔穴，即得便快，成（疑"或"字之误）痛处，即云阿是，灸刺皆验。"孙氏的阿是穴对后世产生了巨大影响，如《针灸资生经》蒲登辰作序说："其间阿是穴法之说……亦皆累试累验。"直到今天，人们仍然盛称其疗效。

孙思邈的针灸理论和学说，除上述五个方面以外，还有十三鬼穴、火针等，特别是其对火针所用针具、引火材料、火烧程度、每次治疗间隔天数、禁用穴位、所治病证等的论述，发展了《内经》的"燔针""焠刺"理论，对目前临床上仍很有参考价值。

6　巢元方的针灸学说

巢元方，隋代医学家，大业中（605—616年）任太医博士，撰《诸病源候论》，成书于610年，全书五十卷，六十七门，一千七百三十九论。总结了隋代以前的医学成就，重点论述各种疾病的病源与病候，是一部病因病理学的专门著作，间涉治法，颇多针灸，除引证《金匮要略》妊娠养胎针刺禁忌、《伤寒论》热入血室刺期门、《肘后备急方》沙虱侵入人体"挑灸其上"等外，还有不少发挥，体现了巢氏针灸学术观点。宋代宋绶的序文中说："会粹群说，沈研精理，形脉治证，罔不该集。明居处、爱欲、风湿之所感，示针镵、蹻引、汤熨之所宜。诚术艺之楷模，而诊察之津涉。"

经络病机说

巢氏《诸病源候论》用《内经》经络理论解释病机有较多的新见解。如卷五"消渴病诸候·渴利候"载："小便利，则津液竭，津液竭，则经络涩，经络涩，则荣卫不行，荣卫不行，则由热气留滞，故成痈疽。"消渴，当包括今之糖尿病。其形成痈疽，多为皮肤感染所致。而用经络理论解释病机，则为巢氏首创。又卷九"时气病诸候·时气衄血候"云："时气衄血者，五脏热结所为。心主于血，邪热中于手少阴经，客于足阳明之络，故衄血也。”这是用经络解释衄血病机，是《铜人腧穴针灸图经》以阴郄治衄、《丹溪心法》以丰隆止血的理论依据。

对经脉病机，卷一“风病诸候上·风口㖞候”有解释中风口㖞时说：“风邪入于足阳明、手太阳之经，遇寒则筋急引颊，故使口㖞僻……”后世治本病使用颧髎、听宫等穴，由此不难理解。又如卷四十四释“产后月水不利候”认为病在手太阳、手少阴；卷四十八释小儿“耳鸣候”，认为风邪入于手太阳之经等，也都发展了《内经》的经脉理论。

对奇经八脉病机，卷四“虚劳里急候”载：“虚劳则肾气不足，伤于冲脉，冲脉为阴脉之海，起于关元。关元穴在脐下，随腹直上至咽喉。劳伤内损，故腹里拘急也。”又卷二十七“须发秃落候”谓须发脱落为冲任“血气衰弱，经脉虚竭，不能荣润”所致。都对《内经》的奇经八脉病机有所发挥。

经筋理论，《内经》之后很少受人注意，但巢氏却很重视。如卷一“风口噤候”以《灵枢·经筋》篇为依据，称“手三阳之筋，结入于颔颊；足阳明之筋，上夹于口。诸阳为风寒所客，则筋急，故口噤不开也”，为经筋理论用于临床树立了范例。

巢氏对隋以前经络理论做了较全面的发挥，不仅进一步密切了基础理论和临床医学的关系，对开拓医家思路，扩大它在针灸临床上的应用范围，也起到了较大的启迪作用。

五藏“中风”取背俞说

风中五脏而为五脏中风证的认识，首见于《素问·风论》，认为风中五脏六腑之俞，亦为“脏腑之风”，但载述简略，没有具体的治法。巢氏据此按五藏辨证，倡用灸各自所属背俞穴来治疗。如卷一“中风候”载：“心中风，但得偃卧，不得倾侧，汗出，若唇赤汗流者可治，急灸心俞百壮……肝中风，但踞坐，不得低头，若绕两目连额，色微有青，唇青面黄者可治，急灸肝俞百壮……脾中风，踞而腹满，身通黄，吐咸水，汗出者可治，急灸脾俞百壮……肾中风，踞而腰痛，视胁左右未有黄色如饼粢大者可治，急灸肾俞百壮……肺中风，偃卧而胸满短气，冒闷汗出，视目下、鼻上下两边，下行至口，色白可治，急灸肺俞百壮……”此法孙思邈《千金要方》亦有记述，如在辨证方面，肝中风加了“口不能言”一症，脾中风加了“声不出”一症等。此外，还加了大肠中风灸大肠俞等内容。《诸病源候论》在妇儿科病候中又有四次提及这一理论，与上述内容对照，虽大致相同，然而并不是简单的重复。如卷三十七“妇人杂病诸候·中风候”即根据《素问·风论》进一步指出为什么五脏中风必取相应背俞之原由：“人腑脏俞皆在背，中风多从俞入，随所中之俞而发病。”又卷四十二“妊娠中风候”载：“妊娠而中风，非止妊妇为病，甚者损胎也。”卷四十三“产后中风候”载：“产则伤动血气，劳损腑脏……五脏气虚而风邪乘虚伤之。”则又是从病因病机的角度，补述了中风的发病原因及机理。至于卷四十八“小儿杂病诸候·中风候”中，一方面指出“小儿血气未定，肌肤脆弱，若将养乖宜，寒温失度，腠理虚开，即为风所中也”。另一方面，在治法上，略去用灸壮数，谓“其年长成童者，灸皆百壮。若五六岁已下，至于婴儿，灸者以意消息之……”对灸量做了灵活的补充。

倡用五脏背俞治五脏中风，补充了《内经》治疗脏腑风证的理论。它告诉我们，针灸临床，不仅要按经络辨证施治，也要按脏腑理论辨证施治，二者相辅相成，相得益彰，应当避免顾此失彼，有所偏废。

儿科“慎护风池”与“灸颊防噤”说

《诸病源候论》论述针灸防治儿科疾病内容颇多。首先,提出了养小儿应“慎护风池”之说。卷四十五“养小儿候”云:“儿皆须著帽,项衣取燥,菊花为枕枕之。儿母乳儿,三时摸儿项风池,若壮热者,即须熨使微汗。微汗不瘥,便灸两风池及背第三椎、第五椎、第七椎、第九椎两边各二壮,与风池凡为十壮,一岁儿七壮,儿大者,以意节度,增壮数可至三十壮,惟风池特令多,七岁以上可百壮。小儿常须慎护风池,谚云:戒养小儿,慎护风池。风池在颈项筋两辕之边,有病乃治之,疾微,慎不欲妄针灸……”这里强调了对婴儿保暖,特别是风池处避免受凉的重要,提出了防寒的措施;注意及时发现疾病,及早治疗。

新生儿破伤风一病,古代常见,本书卷四十五提道:“河洛间土地多寒,儿喜病痉。其俗生儿三日,喜逆灸以防之,又灸颊以防噤。凡噤者,舌下脉急,牙车筋急,其土地寒,皆决舌下去血,灸颊以防噤……”这是一个来自民间的预防小儿破伤风验方。

此外,《诸病源候论》对新生儿黄疸、小儿中风、小儿变蒸、惊痫等,也都提及针灸疗法,如卷四十五小儿“惊候”载:“又小儿变蒸,亦微惊……大惊,乃灸惊脉……生百日后,灸惊脉,乃善耳。”又“惊痫候”有:“惊痫当按图灸之。”惊脉,当据《素问·通评虚实论》“刺痫惊脉五:针手太阴各五,刺经,太阳五……”之说而来。具体部位,当时已另有图,故称“当按图灸之”。

可见,巢氏重视用针灸防治儿科疾病,其预防医学思想尤为可贵。

针灸治疗时机说

把握针灸治疗的有利时机,无疑对缩短病程、减轻痛苦、促使疾病的早日痊愈,有着重要意义。巢氏《诸病源候论》反映了对治疗时机选择甚为关注,特别表现在对一些病情发展较快的急性热病和重症外科痈疽的处理上。

温热病传变迅速,卷九“热病诸候”根据《素问·刺热篇》主张早期治疗,先观察患者颜面部何处红赤,以诊断疾病属何内藏,然后“见其赤色者刺之,名曰治未病”。

又卷九“时气病诸候”认为病“一日在皮毛,当摩膏火灸愈;不解者,二日在肤,法针……”当四日服吐药,“视病者尚未了了者,复一法针之当解”。又“热病二日候”载:“热病二日,阳明受病,病在肌肉……故可摩膏火灸发汗而愈。”卷十“温病诸候”对温病二日的治疗亦同。温热病初起一二日,病在表,所谓“在皮毛”“在肤”“在肌肉”等,可见病邪尚浅,未深入内脏,故宜早用针灸,以期取得更佳更快的疗效,把疾病控制在萌芽阶段。即使病已四五日,已用吐药,亦可用针以助药力,促使早日康复。实践证明,这是符合临床要求的。如病久而重,必然造成治疗上的困难,即卷九“热病候”所说:“热病七八日……热病已得汗,脉尚数躁而喘,且复热,勿庸刺,喘甚者死。”此节还有九种危重热病,告诫人们勿用针灸,说明针灸虽可治热病,但须慎用。

外伤痈疽重症,传变发展也较快,如延误时机,同样可造成严重后果。本书卷三十二至卷三十三即专门论述痈疽的治疗时机。如“疽候”载,发于足五指头的敦疽,四日可刺;发于愽及臑的疵疽,四五日可灸;发于项及两耳下的杼疽,六日可刺;生于背大骨上的黑疽及发背起心俞苦愽臑的锋疽,八日可刺;发背起胃俞若肾俞的龙疽,九日可刺;发于股起太阴若伏兔的勇疽、手足五指头的蚤疽、发数十处的禽疽,均十日可刺;发于环项的脉疽二十日可刺等。

这里的刺法，一般当属用粗针或砭石放脓法，因为其中曾提到疵疽，“须其色黑柔，乃石之生也”；至于所提疗程，可不必拘泥，当以是否成脓为指征，正如卷三十二“疽候”所说的赤疽：“成脓刺之即已。”

刺法而外，巢氏对痈疽用灸治疗也有所论述，如前述的疵疽，又如卷三十二“疽候”所说“发于踝，名曰走缓。色不变，数灸而止其寒热，不死”等。

从《诸病源候论》一书中可以发现，巢氏对一般内科及妇儿科疾病多主张用灸，而对温病外科病多主张用针。

关于灸法的应用，卷三十五载有灸疮“发洪”候。所说“发洪”，是指灸疮溃后焮痛肿急。如“风乘于气而动于血，血从灸疮处出”，即直接灸，达到自然化脓后，如因感受风邪，致灸疮红肿出血，则为异常“发洪”现象。

7 王焘的针灸学说

王焘（约670—755年），唐代医学家，郿县（今陕西岐山县）人。幼多疾病，长好医术。据《新唐书》等文献记载，他曾在弘文馆（国家图书馆）任职二十多年，故得博览群书，采集诸家医方，分门别类，于天宝十一年（752年）编成《外台秘要》一书。

《外台秘要》全书四十卷，共分1 104门，载方6 000余首。每篇首列病候，次叙各家方药。内容包括伤寒、天行、温病及内、外、妇、儿、皮肤、五官等各科疾病。所载医疗方法也很丰富，除药物处方外，还有不少灸治及其他外治法、人工急救法、疾病护理法等。书中保存了大量的医学资料，目前已散失的唐以前的许多方书，本书中还可看到其概略，如《范汪方》《小品方》《深师方》《许仁则方》《张文仲方》等，给后人的学习和研究提供了便利。这些文献资料，多标明出处，便于查考。本书是继《千金方》之后又一部综合性医学巨著。

以经统穴

《外台秘要》卷三十九专载经络孔穴及灸法，其他各卷中亦有散见。他采取以经统穴的方法，将所有腧穴分列于十二经脉之中，一一论述其部位取法、主治病证、施灸壮数等。共收录352个经穴。其中，任、督二脉的经穴分列于足少阴、足太阳二经；另有七个奇穴列于足少阳经。十二经脉的腧穴基本上归属于本经；但也有因“经”与“行”相结合的关系，将某些穴位附列于他经，如手太阴肺经的中府、云门穴，附列于足太阴脾经。这是因为二穴与足太阴脾经的循行路线相近，故在足太阴脾经内予以介绍，但仍注明中府、云门属手太阴肺经，使学者不致有误。其余如足厥阴肝经期门穴、足少阳胆经日月穴均附列于足太阴脾经；足太阴脾经大包穴、足厥阴肝经章门穴、手厥阴心包经天池穴均附列于足少阳胆经等，都是出于同一原因。另外，在穴位的排列次序上，基本按经脉的循行路线排列，但均从五输穴起始，对于经过躯干部的经脉，则顺序排列到四肢躯干相接处，再从头颈部起向下排列，以与躯干部本经相接。如足阳明胃经从井穴历兑开始，向上至髀关停止，然后从承泣穴开始，向下至气冲穴，上下经脉相接。并且把气冲、肩井、缺盆部看作是气机聚集和交接之处。这种排列腧穴的方法,与《甲乙经》《千金要方》头身分部四肢分经的方法不尽相同,对经络与腧穴的关系做了进一步整理,把所有腧穴都与相应的经络联系起来,较前人有所进步。

唯取灸法

王氏在《外台秘要·明堂序》中认为:"其针法古来以为深奥,今人卒不可解。经云:针能杀生人,不能起死人,若欲录之,恐伤性命。今并不录针经,唯取灸法。"因此,他在《外台秘要》中虽然辑录了许多医籍有关经络、孔穴的资料,但在治疗上却只使用灸焫一法。为了符合自己的学术观点,他甚至删改原文,如《千金要方》云:"故经曰汤药攻其内,针灸攻其外,则病无所逃矣。方知针灸之功,过半于汤药矣。"王氏在引用这段文字时,改为"故汤药攻其内,以灸攻其外,则病无所逃,知火艾之功,过半于汤药矣"。

在使用灸法时,他认为:风热之证,每次用灸,不得超过百壮,而且宜从少至多,如第一次三壮,第二次五壮,第三次七壮,或以三十、五十、七十的数量递增;寒湿之证,每次用灸,不超过一千壮,而且宜从多至少,如第一次七十壮,第二次五十壮,第三次三十壮,或以七百、五百、三百的数量递减。在部位上,四肢用灸宜少,阳侧用灸宜少,腹背用灸宜多。他说:"四肢者,身之支干也,其气系于五脏六腑出入,其灸疾不得顿过多也,宜依经数也。若顿多,血脉绝于火下,而火气不得行,随脉远去也。""腹中者,水谷之所盛,风寒之所结,灸之务欲多也。脊者身之梁……背又重厚,灸之宜多,经脉出入往来之处,故灸能引火气。"

《外台秘要》所辑录的方书不下数十家,其中引用《千金方》最多,可见王焘对孙思邈的尊崇。但他唯取灸法的学术思想,却与孙氏泾渭有别。

王氏的以经统穴和他的重灸学说,对针灸进展起了巨大的推动作用,对后世影响很大。

8 王惟一的针灸学说

王惟一,又名王惟德,北宋(约 987—1067 年)医家,曾任太医局翰林医官殿中省尚药奉御,熟悉方药针灸,尤工厉石,1026 年编成《铜人腧穴针灸图经》一书,1027 年又设计并主持铸造铜人针灸孔穴模型两具,"使观者烂然而有第,疑者焕然而冰释"。随后,又将《铜人腧穴针灸图经》原文刻于石碑之上,为针灸学的传播与发展做出了较大的贡献。

传心岂如会目　著辞不若案形

北宋以前的经穴,存在着图谱粗糙难辨,文字叙述比较含混,以及众说纷纭,莫衷一是的状况。因此,王惟一十分重视经穴的规范化,他编写了《铜人腧穴针灸图经》,并刻于碑石,还首先创造性地铸造了铜人,对经穴教学的形象化与直观化,做出了不可磨灭的贡献。

《铜人腧穴针灸图经》,又名《新铸铜人腧穴针灸图经》,全书三卷,书中论述手足三阴三阳经脉和任、督二脉的循行及其腧穴,并附经脉三人图各一幅,十二经穴图共十二幅,成为我国较早的针灸图谱。

腧穴针灸铜人，据《齐东野语》记载："以精铜为之，藏府无一不具，其外俞穴，则错金书穴名于旁，背面二器相合，则浑然全身。"可见，是两具比较精致的铜铸模型，其内有脏腑，外有腧穴，穴孔通向体内，穴名刻于体表穴旁。铸成后，一具放置医官院，以为学习与考试之用，一具放于大相国寺仁济殿，以供观摩，起到了"景式万代"的作用。

从图经、石碑、铜人的编绘制作可以看出，使经穴理论的规范化，是王氏主要学术思想之一。图经、石碑、铜人三者虽然各不相同，但内容一致，完全统一。石碑起到保存图经内容的作用，铜人起到形象教学的作用。在《铜人腧穴针灸图经·夏竦序》中说："定偃侧于人形，正分寸于腧募，增古今之效验，刊日相之破漏，总会诸说，勒成三篇。上又以古经训诂至精，学者封执多失，传心岂如会目，著辞不若案形，复令创铸铜人为式。"可见王氏认为，只有使腧穴的位置正确了，才能提高临床疗效，而为了弄清穴位的准确位置，除了用文字表达之外，"并为图法"，画具图形，刻碑以广流传，使孔穴的位置得以统一。

铜人铸成之后，其中一个主要作用，就是"用此以试医者，其法：外涂黄蜡，中实以汞，俾医工以分析寸，按穴试针，中穴则针入而汞出，稍差则针不可入矣"。这就要求医生在文字理解的基础上，在针灸图形的帮助下，具有实际运用能力，达到对穴位有比较精确的定位水平。

王氏首创铜人这一伟大贡献，对针灸学的传播与发展起到了重要作用。虽然《铜人腧穴针灸图经》的宋刊本，今已未见，而铜人也已无法追考，但王氏开拓了医学模型的先河，开辟了形象教学的道路，促进了经穴定位向规范化发展，使"针砭之法，传述不同"的局面得到改观。

穴法当考证　旧闻应革谬

王氏在撰写《铜人腧穴针灸图经》时，"纂集旧闻，订正讹谬"，做了不少校勘考证工作，因此，考订经穴理论，也是王氏的主要学术贡献之一，这对后世学习《内经》原文，起到了加深理解的作用，例如阐述手太阴经主病，《铜人腧穴针灸图经》根据《脉经》卷六有"卒遗失（矢）无度"的记载做了补充，根据肺与大肠相表里的理论，"卒遗矢无度"是完全可能的，加此一症，更合中医理论原貌，也说明王氏当时考证各家之说的成绩。《铜人腧穴针灸图经》还考证了穴位的作用，与《外台秘要》《太平圣惠方》等一些较早的文献相比，增添了不少内容，如上星穴，增添了治疗"痎疟振寒、热病汗不出、目睛痛、不能远视"等病证的主治作用；承山穴，增加了治疗"腰背痛、霍乱、转筋、大便难、久痔肿痛"等病证的作用；风府穴，增加了治疗"头痛鼻衄"的作用；委中穴，增加了治疗"热病汗不出、足热厥逆满、膝不得屈伸"等病证的作用。通过王氏的努力，既进一步完善了经穴理论，又扩大了穴位的主治作用，提高了腧穴的实用性。

特别值得一提的是，关于本书的补注，虽不知"成于何人"，但其中引证宋代针灸名医席延赏的见解，对校勘、订正《内经》经文有参考意义，《宋史·艺文志》称席氏曾撰《黄帝针经音义》一卷，已佚。

王氏首铸铜人，是一项创造性成果，它对我国针灸医学产生了巨大而深远的影响。此后，历代都铸有铜人，统治者并以此考试针灸医生。迄今，许多经穴模型都是在这基础上发展而来的。铜人对针灸医学的普及和传授，起到了不可估量的作用。

9 许叔微的针灸学说

许叔微，字知可，宋代（约1079—1154年）医学家，真州白沙（今江苏仪征）人，自幼博览群书，尤邃于医。建炎初，值真州战乱，疫疾大作，他遍历里门，无问贫富，为人治病送药，不受其值，全活甚多。绍兴壬子以第五名中进士，后官至集贤院学士，故人们尊称为许学士。晚年取平生已试之方，并记其事，写成《普济本事方》《伤寒百证歌》《伤寒发微论》《伤寒九十论》等著作。尚有《伤寒脉法三十六图》等，惜已亡佚。

《普济本事方》又名《类证普济本事方》或《本事方》，全书10卷，约刊于12世纪中期，本书主要收载内科常见病证共二十三类的治疗方剂和针灸法。

《伤寒百证歌》，全书5卷。将《伤寒论》的主要部分分为百证，每证编歌一首，便于记诵，并据《内经》《脉经》《千金要方》《外台秘要》《诸病源候论》等著作，详加注释。其中第三十四证"可火不可火歌"，第三十六证"可灸不可灸歌"，第三十七证"可针不可针歌"，完全是针灸学内容。

《伤寒发微论》分上下两卷，《四库全书》说："翼伤寒论，即发微论也。"可见此书主要是对《伤寒论》的阐发。

《伤寒九十论》，是许氏选其亲治有代表性的病例九十例，对《伤寒论》的证候和治法进行分析，并指出辨证取方用药的要点，剖析精审，说理透彻，其中还有一些针灸治疗的内容。

阴证用灸

许氏师法仲景，故灸法用于阴证成了许氏的主要思想之一。他认为"阴毒""阳微""阴证"最宜用灸，如《伤寒百证歌》中第十四证"阴证阴毒歌"中就有"阴病渐深腹转痛，心胸膜胀郑声随，虚汗不止咽不利，指甲青黑面色黧，一息七至沉细疾，速灸关元不可迟"之说；《普济本事方·阴毒渐深候》进一步指出阴毒渐深"速宜于气海或关元二穴灸二三百壮，以手足和暖为效"。至于严重的阴毒证，《普济本事方·阴毒沉困候》认为要"于脐中灼艾，如半枣大，三百壮以来，手足不和暖者，不可治也"。除此之外，许氏还创用了隔巴豆、黄连灸法治疗阴毒伤寒，如《普济本事方·治结胸灸法》："巴豆十四枚，黄连七寸和皮用，右捣细，用津唾和成膏，填入脐心，以艾灸其上，腹中有声，其病去矣，不拘壮数，病去为度。镵灸了，便以温汤浸手帕拭之，恐生疮也。"对灸时反应、施灸壮数以及灸后处理都做了说明。

灸补肾阳

许氏在"阳微"用灸的方法中，以肾阳不足之证为多用。他认为，只要是肾阳不足，均可用灸，如《普济本事方》卷二载："治肾气不足，气逆上行，头痛不可忍，谓之肾厥。"此证在用玉真丸的同时，还要灸关元百壮，以加强温补肾阳的作用。该卷载他本人患肾虚腰痛的治验即是证明："戊戌年八月，淮南大水，城下浸灌者连月，予忽脏腑不调，腹中如水吼数日，调治得愈，自此腰痛不可屈折，虽颊面亦相妨，服遍药不效，如是凡三月。予后思之，此必水气阴盛，肾经感此而得，乃灸肾腧三七壮，服此药差。"可见灸肾俞壮肾阳是其一个主要作用。

许氏也用此法于阴证见阳脉的治疗，如《伤寒九十论·阴病阳脉证》载："刘中道初得病，四肢逆冷，脐中筑痛，身疼如被杖。盖阴证也，急投金液来复之类，其脉得沉而滑。盖沉者阴证也，滑者阳脉也，病虽阴而是阳脉，仲景所谓阴证见阳脉生也，于是再灸脉下丹田百壮，谓手足温，阳回，体热而汗解。”

针治伤寒

在仲景阳证用针思想影响下，许氏也多依此行之。如《伤寒九十论・血结胸证》载：“丁未岁，一妇患伤寒，寒热，夜则站语，目中见鬼，狂躁不宁，其夫访予询其治法，予曰：若经水适来适断，恐是热入血室也。越日亟告曰：已作结胸之状矣。予为诊之曰：若相委信，急行小柴胡汤等必愈，前医不识，涵养至此，遂成结胸证，药不可及也，无已，则有一法，刺期门穴，或庶几愈，如教而得愈。”此为外邪入于血室，上结胸中而成之证，气血凝滞，阳热壅结，故刺期门以泻之而取效。另如《伤寒九十论・刺阳明证》载：“庚戌五月，李氏病伤寒，身热头痛无汗，浑身疼痛，脉浮大而紧，予投以麻黄汤数服，终不得汗，又多用张苗烧蒸之法，而亦不得。予教令刺阳明，少间汗出漐漐遍身。一时间，是夕身凉病退。”这是太阳欲传阳明之证，刺阳明截阻其传经而得痊愈。

从以上记载中可以看出，许氏继承和发展了张仲景阳证用针、阴证用灸的学说。特别是重视灸法以补肾阳去阴毒为主的学术观点，形成了许氏独有的灸法思想。其次，许氏用诗歌韵文体载记述针灸学内容，这在他以前很难看到，开创了针灸歌赋的先声。

10　刘完素的针灸学说

刘完素（1110—1200年），字守真，自号通玄处士，金代河间（今河北省河间县）人，后人尊为河间先生。刘氏对《内经》五运六气学说有较深的研究，并用以阐发火热病机，创火热论，他认为“六气皆能火化”，火热为导致多种病变的原因。故《金史》称他“好用凉剂，以降心火、益肾水为主”。后世推崇他是金元四大家中寒凉派的代表。

他的著作有《素问玄机原病式》《素问病机气宜保命集》《宣明方论》《三消论》《伤寒医鉴》《伤寒标本心法类萃》《伤寒直格》《伤寒心镜》等书。在《素问病机气宜保命集》中载述了他的针灸学术观点和临床经验，这些经验多为后世针灸著作所引载，影响十分深远。

灸刺须分经络

刘氏研究《内经》达三十年之久，对于《内经》中的经络学说“大有开悟”，从而对经络辨证颇有研究并有所发挥，对中风、疟疾、泻痢、疮疡、瘰疬等都是按经络辨证论治的。在该书“中风论”中就对六经主证及鉴别要点及其针治法做了论述，如下表所示（见下页）。

可见，刘氏的六经分证法，是继《内经》与《伤寒论》后，比较有针灸特点的分证法。

又如《疮疡论》也强调“凡疮疡可灸刺者，须分经络分部，血气多少，俞穴远近”，并根据病变出现的部位，确定属何经脉，用何经穴。其生于背部者，是太阳经虚，当取太阳经五输穴治疗，生于头部两侧者，是少阳经虚，当取少阳经五输穴治疗，生于口面部者，是阳明经虚，当取阳明经五输穴治疗，生于后脑部者，是督脉经虚，当取髓会绝骨治疗。这种按经辨证取穴治疗的学说，发展了《内经》的理论。

中风所属经脉	症　状	针灸腧穴和作用
太阳经	无汗恶寒	针太阳至阴出血并刺昆仑阳蹻
太阳经	有汗恶风	针风府
阳明经	有汗身热不恶风	针陷谷去阳明之贼 刺历兑泻阳明之实
太阴经	无汗身凉	刺隐白穴去太阴之贼
少阴经	有汗无热	针太溪
少阳经	肢节挛痛	灸绝骨以引其热
厥阴经	麻木不仁	针大敦以通其经

八关大刺泄热　砭射放血驱邪

刘氏在“药略”中说：“大烦热，昼夜不息，刺十指间出血，谓之八关大刺。”由于没有进一步解释，所以对八关的部位，历来看法不一。但从刺法上看，是一种出血泻热、治实热证的方法，如《内经》中“刺十指间出血”治疟疾，张子和《儒门事亲》中载刺八关出血治热疟的医案，张景岳《景岳全书》也有刺八关泄热之说。

除此之外，刘氏还比较多地运用放血疗法，如治疮疡以“砭射之”“石而泄之”；治太阳中风刺至阴出血；刺热无度不可止，于陷谷放血；治腰痛不可忍，刺委中，昆仑放血；刺百节疼痛，刺绝骨出血；治金丝疮（即红丝疔），“于疮头截经而刺之，以出血……”等。这些方法，对后世也产生深远的影响。

灸引热邪　穴选五输

刘氏认为灸法有“引热外出”和“引热下行”的作用，主张热证用灸。

实热证一般用“引热外出”法，如“疮疡已觉微漫肿硬，皮血不变色，脉沉不痛者，当外灸之，引邪气出而方止”。由于刘氏认为“疮疡者，火之属”，故“引邪气出”，当指火热之邪而言。寒热格拒证可用“引热下行”法，如“热厥心痛，身热足寒，痛甚则烦躁而吐，额自汗出，知为热也，其脉洪大，当灸太溪及昆仑……引热下行”。此上有阳热，下有阴寒，是一种阴寒格拒、阳热上扰的病证，用足上的穴位灸疗，引阳热下移，以祛阴寒，使阴阳交通，格拒解除。

刘氏在《素问病机气宜保命集》中，约有 20 种病证用到针灸治法，但所选穴位只有 30 余个，其中大多数是用五输穴，尤以三阳经的五输穴为多。其中更注重井穴与原穴的应用，如卷下“药略”：“眼大眦痛，刺手太阳井穴少泽；小眦痛，刺少阳井穴关冲；阴头中痛不可忍者，卒疝也，妇人阴中痛，皆刺足厥阴井大敦穴”；又如喉痹刺关冲、足窍阴、少商、隐白；心痛刺涌泉、太溪，鼻衄、大小便血刺隐白。这是刘氏根据《素问·缪刺论》所作的发挥。在原穴应用上，“药略”载：“腰痛，身之前，足阳明原穴冲阳；身之后足太阳原穴京骨；身之侧足少阳原穴丘墟。”又载：“心痛脉沉，肾经原穴；弦，肝经原穴；涩，肺经原穴；浮，心经原穴；缓，脾经原穴。”根据一个病证的不同表现，判断其所属经脉与应用该经原穴治疗的方法，是刘氏根据《灵枢经》《难经》有关论述发展而来的学说。元代王海藏“拔原法”，则受此影响。

从上述可见，刘完素在针灸方面是以经络辨证为主体，在火热论学术思想指导之下，针法用八关大刺，灸法用引泻热邪的方法，达到降火滋水的目的；在选取穴位时，较多运用五腧穴作为治疗的主要穴位，对井荥输原四类穴位更为重视。因为在五行属性中，井属木，荥属火，输属土，原与三焦原气密切相关（阴经以输代原），而木土与火为母子相生的关系，有较强的清热泻火能力，这种使用穴位的方法与刘氏的学术思想是一致的。

11　张元素、张璧的针灸学说

张元素，字洁古，易州（今河北易县）人，生于金代（约1131年），其子张璧，又称云岐子。张元素主张“治病不用古方”，认为运气不齐，古今异轨，古方新病不相能，故能破秦汉以来各派学术思想的束缚，敢于创新，成为易水学派的创始人。

张元素的著作有《珍珠囊》《洁古注叔和脉诀》《医学启源》《洁古家珍》及“脏腑标本寒热虚实用药式”。还有《药注难经》《医方》三十卷，均已早佚。这些著作中涉及的针灸学内容不多，只是在杜思敬《济生拔萃》中，用了较多篇幅记述了他的针灸学理论与学术成就。

张璧继承了父业，在针灸学术上与其父相得益彰，因而形成了历史上著名的“洁古云岐针法”。这也是探讨他们针灸学术思想的主要文献之一。

张元素在学术思想上有两大要点，一是脏腑辨证说；二是制药遣方说。对以脏腑为中心的辨证方法、药物归经、引药报使等方面颇有研究和发明。

张氏的针灸学理论是源于《内经》而又详于《内经》的，特别是较多地运用《内经》热病五十九刺及五输穴于伤寒热病，有发挥之处，对后世医家的影响较大。

伤寒取五输

张氏除引述《伤寒论》中如太阳病刺风府、风池，热入血室刺期门等外，还对伤寒病的针灸治疗方法作了较多的补充和发挥，其中又主要是以井原穴治疗伤寒结胸、头痛、腹痛等证，如《济生拔萃·云岐子论经络迎随补泻法》中所载：

脉　　证		选用经络或穴位	备　　注
伤　　寒 结胸痞气	胸中结痞 心中结痞 胃中结痞	刺泻足少阴、手厥阴井、原穴 刺泻足太阴、手少阴井、原穴 刺泻足厥阴、手太阴井、原穴	或加上、中、下脘
伤　　寒 三阳头痛	太阳脉浮 阳明脉浮长 少阳脉浮弦	刺手足太阳：腕骨、京骨 刺手足阳明：合谷、冲阳 刺手足少阳：阳池、丘墟，并刺风池风府	
伤　　寒 三阴腹痛	脉　　弦 脉　　沉 脉 细 沉	刺足厥阴、手太阴：太白、太渊、大陵 刺足少阴、手厥阴：太溪、大陵 刺足少阴、手少阴：太白、三阴交、神门	
伤寒少阴病脉欲绝 伤寒阴毒证		灸足少阴原穴太溪 灸气海、关元	

对于伤寒发热证，他除了引用《内经》的文献外，也主要是刺井、荥、原三类腧穴，与刘河间的学说多有类同之处。

中风宜接经

所谓大接经，即针刺十二井穴，以沟通十二经脉的气血，使十二经脉的气血能阴阳交接正常地流行。其法记载在《卫生宝鉴》卷七，这种针刺方法主要用于中风病，分从阳引阴和从阴引阳两个方面。从阳引阴的穴位依次是至阴、涌泉、中冲、关冲、足窍阴、大敦、少商、商阳、历兑、隐白、少冲、少泽，此法适用于阴病在阳证；从阴引阳的穴位依次是少商、商阳、隐白、少冲、少泽、至阴、涌泉、中冲、关冲、历兑、窍阴、大敦，此法适用于阳病在阴证。本法一直为后世医生临床治疗所重视，至今仍有人应用，其疗效是确实可信的。

张氏以上的针灸学说，是建立在他对经典著作的深入研究基础上，是他多年临床的体验与结晶。除此之外，他对放血疗法与灸法也很重视，诸如腰痛刺昆仑及委中放血、百节疼痛刺绝骨放血等。烦懑囊缩灸阳陵泉，头热如火、足冷如冰灸阳辅，风痰头痛灸侠溪等方法及治禁等，也都有一定成就。他的学说到明代，由于高武、杨继洲等的引用和宣扬，更扩大了影响。

12　何若愚的针灸学说

何若愚，金代中世人，生平不详。

何氏著有《流注指微论》和《流注指微针赋》，成书于 1153 年以前，后者为摘取前者的要义而写成。《经籍访古志》称还有《子午流注针经》三卷，但《爱日精庐藏书志》则称“阎明广子午流注针经”，元代窦桂芳将其收入他的《针灸四书》之中，并题为何若愚撰，阎明广注。

《子午流注针经》上卷即“流注指微针赋”并阎明广的注文和经脉循行原文，中卷介绍了子午流注法所选用的五输穴与五行配合及与时辰的关系等，下卷介绍了贾氏子午流注纳甲法流注选穴的具体情况。它是现存最早介绍子午流注纳甲法的专门著作。

何氏的针灸学术思想，是继承《内经》《难经》而来的，特别是气血流注周而复始，如环之无端，昼夜运行五十周（称五十营）的学说，以及其盛衰与气候、季节、时辰、方位有关等思想，进一步发展成为一种配穴方法，开创了时间针灸处方学的先河。

按时选穴　养子时刻注穴说

继《内经》至唐宋以来，按时刺灸学说在针灸医学中一直为学者所重视。何若愚将这种学术思想与《河图》、“五门十变”的理论结合起来，创立了一种按时选穴的方法，即子午流注纳甲法。他在《流注指微针赋》中说：“知本时之气开，说经络之流注。”就指出了在他的原著——《流注指微论》中专门讨论了按时选穴的原则。其重要内容有四：其一是穴位的开合，以经络气血流注为基础，即气血流注的高潮来聚于该穴位时，这时属于开穴，流注高潮离开该穴时属于闭穴。其二是纳甲法的开穴原则为“详夫阴日血引，值阳气流”，说明阴日以血为主，故在阴经上选用穴位，而最后归于阴血之母的心包络经；阳日以气为主，故在阳经上选穴，最后归于阳气之父的三焦经。其三何氏依据《太始天元册》中"胆甲肝乙，小肠丙心丁，胃戊脾己，大肠庚肺辛，膀胱壬肾癸"的相配原则，确定了十天干日与所开经脉所属脏腑的关系。其四指出"养子时刻（原作"克"，今依《聚英》改），注穴必须依"，即指子午流注纳甲法开穴的规律应当是"经生经""穴生穴"，按五行相生（养子）的次序逐个推算。其具体方法已见《针灸治疗学》中，这里不予重复。

补生泻成 经络迎随浅深说

在施用迎随补泻时，何氏根据"河图"对生成数的解释，发展成为一种补生泻成经络迎随补泻说。这种方法是运用气血运行方向和浮（浅）沉（深）的看法而来的，他在《流注指微针赋》中说："迎随逆顺，须晓气血而升沉。"虽然这种理论早见于《内经》，但何氏却发展成为一种新的方法，他根据《素问·六元正纪大论》"太过者其数成，不及者其数生"之说，成数为太过，故用作泻法，生数为不及，故用作补法。何氏对每一经都依据生成数定出一个针刺深浅的标准。他说："深为太过，能伤诸经，浅为不及，安去诸邪？"据"河图"生成数的关系，生数为一、二、三、四、五，故凡属水的经脉，针刺一分为补，属火的经脉，针刺二分为补，属木的经脉，针刺三分为补，属金的经脉，针刺四分为补，属土的经脉，针刺五分为补；成数为六、七、八、九、十，凡属水者针六分为泻，属火者针七分为泻，属木者针八分为泻，属金者针九分为泻，属土者针十分为泻。何氏的这种方法，可归纳为下表：

（随） 针刺深浅		（迎）	经 脉	络 脉
生数（补）	五行属性	成数（泻）		
一	水	六	足太阳 手少阳 足少阴	足阳明 手少阴 手厥阴
二	火	七	手太阳 手少阴 手厥阴	足太阳 手少阳 手太阴
三	木	八	足少阳 足厥阴	手阳明 足太阴
四	金	九	手阳明 手太阴	手太阳 足厥阴
五	土	十	足阳明 足太阴	足少阳 足少阴

接气通经 随息数而施针说

何氏根据《灵枢·五十营》中"呼吸定息，气行六寸"的认识，结合《灵枢·脉度》篇中有关十二经脉长度的记载，创造了一种"接气通经"随息数而施针的学说。他在《流注指微针赋》中说"接气通经，短长依法"，并在《流注指微论》中具体指出手三阳经接而九呼，手三阴经接而七呼，足三阳经接而一十四呼，足三阴经接而一十二呼。这是因为手三阳经，每条经脉长是五尺，呼吸定息一次，气行六寸，故呼吸定息九次，气行五尺四寸，超过了手三阳经的长度。其余经脉类推。并认为可治"偏枯久者，荣卫诸疾"。但《金针赋》则说，它能起到"驱运气血，顷刻周流，上下通接"的作用，"可使寒者暖而热者凉，痛者止而胀者消"，并赞誉为"若开渠之决水，立时见功，何倾危之不起哉"。

日衰刑制 病克而难愈说

何氏根据运气学说认为,脏腑经络气机的旺衰与日干有关。如甲日为胆主令,胆气最旺盛,甲胆属木,木克土,若甲日土脏(胃)有病,变成胆木乘胃土,即所谓"刑制",而该(甲)日即胃腑正气受制而衰败之日,称为胃腑的"日衰日"。何氏认为在各脏腑的日衰受刑制的日期进行针灸,是因病受刑克而难以治愈的。各脏腑的日衰刑制日,何氏认为"心病遇癸日,肝病遇辛日,脾病遇乙日,肺病遇丁日,肾病遇己日,小肠病遇壬日,大肠病遇丙日,胃病遇甲日,胆病遇庚日,膀胱病遇戊日"均是。

综上可见,何氏的针灸学理论不同一般,尤其是子午流注纳甲法的创立,对后世影响甚大,明代高武、李梴、汪机、杨继洲都在其著作中有所论及。直到现在,仍有不少学者致力于按时选穴法的研究,取得了一定成就。

13 王执中的针灸学说

王执中,字叔权,东嘉(今浙江省瑞安县)人,南宋乾道己丑(1169年)进士,官从政郎、澧州教授,并将作丞。

《针灸资生经》是王执中编撰的一本针灸名著。全书共分七卷,刊行于1220年,第一卷列论腧穴,其体例与《甲乙经》基本相同,即躯干分部(头面、肩背、颈项、膺腹),四肢分经(手足阴阳表里);第二卷阐述针灸方法、骨度;第三至七卷分述治疗,罗列内、外、妇、儿、五官等科病证一百九十三种,并有附属病证百余种。全书辑录了许多前人的经验和自己的心得体会,有针灸医案50余例,兼及民间流传的简易有效疗法,博采穷搜,简明扼要,颇为学者所重。宋代徐正卿为本书作序云:"凡百氏之说切于理,自己之见得于心者,悉疏于下。针灸之书,至是始略备;古圣贤活人之意,至是始无遗憾。"可见其对本书评价之高。元代蒲登辰运用此书指导临床治疗,多获效验。如云:"旧有年壮病劳极者,灸膏肓两穴,更数医不效。后得此书,按图取穴,一灸即愈。"又云:"近年有为狌猘所伤者,亦尝依经灸活三人。"足证此书是一部切合实用的临床针灸著作。

王执中的针灸学术思想,主要有下列几个方面。

尊古不泥古 异说当考订

《针灸资生经》是王执中集诸家之书而成,其中辑录了许多典籍和方书内容,如《内经》、《铜人》、《千金》、《外台》、许希《针经》等。他对这些古籍当然是相当尊崇的,但是他并不拘泥于古籍所云,遇有可疑者,则据理剖析,以正前人之误。王氏注重经穴考证,举凡穴位的异同部位、取法、针刺深度、刺灸禁忌以及少数经外奇穴等都运用古籍记载加以分析比较,提出自己的观点。如对跗阳穴的考证:"按《素问·气府论》阳蹻穴注云:谓跗阳穴也,在外踝上三寸,窃意阳蹻即跗阳也。及考《气穴论》,阴阳蹻四穴注云:阳蹻穴是谓申脉,阳蹻所出。则是阳蹻乃申脉,非跗阳矣。故《明堂下经》既有跗阳在外踝上三寸,《上经》又有阳蹻在外踝前一寸,一寸二寸既异,是跗阳阳蹻各是一穴也。但不知素问之注,何故前后相背耶。"又如对前顶穴部位的考证，指出甄权以为此穴在囟会后一寸不妥，当依《素问》在囟会后寸半为定。对悬枢穴取法，将《明堂》《素问》《铜人》三书所述不同，进行比较分析，最后结论为“第十三椎节下间”取穴。关于穴位的针刺深度，其睛明穴之下称：“按《明堂》云针一分半，《铜人》乃云入一寸半，二者必有一误。予观面部所针，浅者入一分，深者四分尔。而《素问·气府》注亦云刺入一分，则是《铜人》误写‘一分’为‘一寸’也。”对某些穴位的针灸禁忌，如对承泣和心俞穴禁针或禁灸之说，认为承泣两禁之说可存疑，心俞并非不可用灸；对于古籍中两说互异，无从辨其是非者，则为椟橥并存，而不囿于一说。如云：“李袭兴称：武德中出镇潞州，甄权以新撰《明堂》示予，时有刺史成君绰忽颈肿如数升，喉中闭塞，水粒不下三日矣，余屈权救之，针其右手次指之端，如食顷，气息即通，明日，饮啖如故。按《铜人》云：‘少商穴在手大指端内侧去爪甲角如韭叶，成君绰腮颔肿大如升，甄权针之立愈。’病状少异，功效实同。但李云次指端，《铜人》云大指端，未知其孰是。果针少商，当在大指端也。姑两存之，以俟识者。”在治疗上，王执中也同样是尊古而不泥古的。如他在“溏泄”条下，以《铜人》的选穴三阴交、地机、太冲为主文，而在其后加按语曰：“予尝患痹疼，既愈而溏利者久之，因灸脐中，遂不登溷。连三日灸之，三夕不登溷。”因此得出结论：“若灸溏泄，脐中第一；三阴交等穴，乃其次也。”这是他以自身的体验，为古籍做了补充，从而发展了针灸治疗学，自非泥古不化者所可比拟。

针灸兼药　固是良医

王执中针灸药饵并重的学术思想，一宗孙思邈，他在《针灸资生经》第二《针灸须药》中写道：“今人或但知针而不灸，灸而不针，或惟用药而不知针灸者，皆犯孙真人所戒也。而世所谓医者，则但知有药而已，针灸则未尝过而问焉。”本着这一学术思想，王执中在医疗工作中，或针或灸或药，有独用者，亦有兼施者，如他在论三里穴时说：“予旧有脚气疾，遇春则足稍肿，夏中尤甚，至冬肿渐消，偶夏间依《素问》注所说（三里）穴之所在，以温针微刺之，翌日肿消。其神效有如此者。”此为单用针。又云：“屡有人腰背伛偻来觅点灸，予意其是筋病使然，为点阳陵泉令归灸即愈。筋会阳陵泉也。”此为单用灸者。再如：“治伤寒头痛药多矣，惟浓煎五苓散服，必效，不必针灸，予屡施于人皆效故也。”此为单用药者。至于兼用之例，在《针灸资生经》中更是比比皆是。如云：“凡身重不得食，食无味，心下虚满，时时欲下，喜卧，皆针胃管、太仓，服建中汤及平胃丸。”“凡食饮不化，入腹还出，先取下管，后取三里泻之……吐呕逆不得下食，今日食，明日吐，灸膈俞百壮。有人久患反胃，予与镇灵丹服，更令服七气汤，遂立食。若加以灼艾，尤为佳也。”如此等等，皆为综合治理之证，于此可见，王执中的指导思想是针灸药饵，因证而施，从而最大限度发挥针灸药饵的特长，获得最佳的疗效。

按穴痠痛　治之方效

王执中在针灸治疗前，往往要寻求病人身上的某些有反应的腧穴，按之痠痛然后施术，这是他的一个突出的学术观点。他在这种思想指导下进行针灸治疗，常取得很好的疗效。在《针灸资生经》中关于这方面的记载很多，如“有老妪大肠中常若里急后重，甚苦之……为按其大肠俞疼甚，令归灸之而愈”“人来觅灸痫疾，必为之按风池穴，皆应手痠疼，使灸之而愈”“凡有喘与哮者，为按肺俞，无不痠疼，皆为缪刺肺俞，令灸而愈。亦有只缪刺不灸而愈，此病有浅深也”等。他认为，“须按其穴痠疼处灸之，方效”，这是因为“按其穴痠疼，即是受病处”。王执中根据自己的经验,刺灸肺俞治疗哮喘,往往应手取效,“因此与人治哮喘,只缪肺俞,不缪他穴。惟按肺俞不疼痠者,然后点其他穴”。他还根据《陆氏续集验方》关于灸脊骨上与脐心相平处治下血不止的记载,运用于临床治疗,并得出经验说:“予尝用此灸人肠风,皆除根本,神效无比。然亦须按其骨突处痠疼方灸之,不疼则不灸也。”凡此皆足以说明王执中对按压腧穴、寻求痠痛反应而后施术,是何等的重视。

灸法火针 务须并重

王氏提倡针灸药饵,因证而施,但临床以应用灸法较多,特别是《针灸资生经》第三卷至七卷论述各种病证的治法时涉及灸法尤多,如“治梦遗失精”,列出20多种兼证,用穴31个,大多标明用灸治疗。在本书记载的医案医话中,也大多用灸。其次是用火针或温针,在王氏医案中是仅次于用灸的一种治疗手段,他少用冷针,体现了独创精神。

王氏用灸特点是:① 取穴少,一般1~2穴,如水肿灸水分、气海;气喘灸肺俞、膏肓;鼻衄灸上星;脐中痛、溏泄灸神阙等。② 壮数少,虽大多案例未说明用灸壮数,但从少数病例提到的壮数来看,如伤寒咳甚灸结喉下三壮,疝气偏坠灸关元旁三寸七壮;牙痛灸外关七壮等,都只三或七壮之数。

《针灸资生经》中有关治疗学内容,占有绝大部分的篇幅,每个病证之下,辑录了大量前人治疗该病所用的腧穴,举凡《明堂》《铜人》《甲乙》《千金》《千翼》《外台》《集效》《本事》等书,以及秦承祖、许希等人和当时民间所用的腧穴,莫不兼收并蓄,取材可谓丰富。该书的针灸学术思想,是值得我们学习和借鉴的。

14 窦材的针灸学说

窦材,南宋真定(今河北省正定县)人,生于1100年左右,曾官开州巡检,武翼郎,后人称太医。晚年“将追随先师所历之法,与己四下余稔之所治验”,著成《扁鹊心书》,于绍兴十六年(1164年)刊刻流传。

《扁鹊心书》共三卷,附“神方”一卷。上卷概述其对医学理论的观点、见解,兼录古圣及自用灸法;中、下卷分论各病证治,包括内、外、妇、儿等科病证百余种,并附以治验案例40余则;“神方”则辑录其常用药方近百种。全书简明扼要,所论多从实践中来,颇具特色。现行本中,有清代胡珏参论批注,时附案例印证,对原书阐发颇多,或间有异议,亦多持平之论。

窦氏临证虽针药结合居多,但把用灸摆在头等重要位置。他的学说主要有“须识扶阳”“温补脾肾”“灼艾第一”等,有独到之处,分述如下。

须识扶阳

《扁鹊心书》卷上提出“须识扶阳”之说,表明了窦氏的学术思想倾向。

首先,在人体生理方面,“住世之法”云:“……年四十,阳气衰而起居乏,五十体重,耳目不聪明矣,六十阳气大衰,阴痿,九窍不利,上实下虚,涕泣皆出矣。”指出随着年龄的增加而出现的种种衰老现象与人体阳气盛衰变化息息相关，因而阳气也是决定生死存亡的关键。他在“须识扶阳”中引道家“阳精若壮千年寿，阴气加强必毙伤……阴气未消终是死，阳精若在必长生”之说，做了进一步的发挥：“人至晚年，阳气衰，故手足不暖，下元虚惫，动作艰难，盖人有一息气在则不死，气者阳所生也，故阳气尽必死。”又在“奏玉帝专词”中说：“阳证无死人之理，阴证害人甚速。”把阳气耗竭作为死亡的根本原因。故在临床诊断上，特别注意观察阳气的盛衰和有无，并以此作为判断预后的依据。如“禁戒寒凉”云：“热病属阳，阳邪易散易治，不死；冷病属阴，阴邪易伏，故令人不觉，久则变为虚寒，侵蚀藏府而死。”

既然阳气在人体生理病理上有如此重要作用，故认为养阳、保阳、扶阳等对摄生防病有重要意义。他在“住世之法”一节中既提到由于注意养阳而获得却病延年的事例和切身体验，也论述了用灸养阳的方法。

在制订临床治疗原则与方法时，窦氏强调以“保扶阳气为本”，主张“壮阳消阴”，如在“时医三错”中，提到阴疽的治疗时说：“必大补肾气，壮阳消阴，土得阳气，自生肌肉，则元气周流，不侵骨髓矣。”又如治疗霍乱吐泻出现六脉沉细、四肢厥冷之真阳欲脱证时，也力主灸中脘、关元以回阳救逆。一些本来多属阳盛阴虚的病证，窦氏认为不能“作热治之”，如消渴病，他反复强调乃肺脾肾气不足之证，应灸气海、关元，用金液丹、四神丹等辛热之剂治疗。“五等虚实”一节中对五种虚证的分析，认为均以阳虚为主，宜用灸，加“辛热之药，厚味之剂，大助元阳”。甚至连伤寒太阳、阳明证，也认为不是阳热证，而应用灸法及温热之剂治疗。窦氏念念不忘扶阳、助阳、壮阳，刻刻不离温阳、回阳、救阳，《扁鹊心书》充分体现了这一学术思想倾向。

由于窦氏对扶阳如此重视，因而对应用攻下或寒凉之剂，怀有特别的戒心，他甚至对张仲景、刘河间、朱丹溪等提出非议，他在上卷专立“忌用转下”“禁戒寒凉”两节，反复论述了由于妄用攻下及寒凉之品而导致的种种不良后果，从反面论证了“须识扶阳”的重要性和必要性。

温补脾肾

窦氏重扶阳，尤其重视保扶脾肾二脏之阳，他认为“人以脾为母，以肾为根”，“脾为五藏之母，肾为一身之根”，脾为后天生化之源，肾为先天之本，“脾肾为人一身之根蒂”，因而在临床上保扶脾肾之阳，显得特别重要。他还以古籍记载“伤寒必诊太溪、冲阳二脉”为依据，论证了诊此二脉，乃是为了测知脾肾二经的虚实，从而判断疾病的预后。其冲阳虽属胃经，但因脾胃为表里，实可用以诊断脾气的盛衰，“故此脉若存，则人不死”。

从《扁鹊心书》“附窦材灸法”所列50余种病证的辨证来看，有30余种病证都为脾肾阳虚；再从书中所载40余则医案来看，也有一半以上用到温补脾肾之法，可见其对脾肾二脏的重视程度。

在临证中，窦氏对有些病是双补脾肾的，如“时医三错”中云“眼生内障，由于脾肾两虚，阳光不振耳，故光之短主于脾，视物不明主乎肾，法当温补脾肾，壮阳光以消阴翳，则目明矣”。还有治虚证的最重证——元气将脱、伤寒太阴证、水肿气喘证、脾泄注下证、休息痢、虚劳等，均主张脾肾兼顾，双管齐下。

有的病证，以治脾为主，如翻胃、胁痛不止、阴黄等；有的病证，则以治肾为主，如伤寒少阴证、久咳、中风失音、小便下血、中消、腰足不仁、老人气喘等。有的病证宜从先脾后肾论治,如"水肿膨胀"证、"老人两胁痛"证,先灸命关以固脾气,后灸关元以保肾气;有时虽病在脾肾,但涉及他脏,仍以治脾肾为主,如治两胁连心痛,虽由恚怒伤及肝脾肾三经,仍只用治脾肾二经病的穴位;上消证,虽病及肺肾,仍只治肾;中消证,病虽及肺胃肾,亦只治肾;暑月发燥热,虽病由冷物伤脾胃肾引起,仍只用治脾穴位。

窦氏虽重视脾肾,但临证仍未离开辨证论治原则,事实上,还有不少病证与脾肾无关或关系不大者,窦氏并未从脾肾着眼进行处理,如口眼㖞斜灸地仓,不省人事、风狂灸巨阙,肺寒胸膈胀灸中府,急喉痹灸天突等,显然并不是从脾肾论治的。

温补脾阳用命关,温补肾阳用关元,是窦氏临证用穴的两个主要处方,《扁鹊心书》的处方特点是用穴甚为精简,一般每次一穴,多则二三穴;且全书所用穴位总数也只 20 余个,其中多数又是命关、关元。在卷上"扁鹊灸法"一节,作者论述了命关穴的作用:"此穴属脾,又名食窦穴,能接脾藏真气,治三十六种脾病……"至于用关元补肾,书中许多地方也做了阐述,如在论述"足痿病"时,认为多由"肾虚"所致,宜灸关元以使"肾气复长";"伤寒太阴证"宜"灸关元,以救肾气";"脑疽发背,诸般疔疮恶毒,须灸关元三百壮,以保肾气"等。显然,其用关元的目的在于补肾。

灼艾第一

温补脾肾阳气,应以"灼艾第一",这是窦氏又一突出学术思想。他说:"医之治病用灸,如做饭需薪。"又说:"保命之法,灼艾第一,丹药第二,附子第三。"虽三者手段、方法、内容不同,但目的一致,都是为了扶阳。他认为"大病宜灸",大病"须加艾灸,方保无虞"。其所谓大病,即危难急重证,"进医书表"中列出的大病有伤寒、阴疽、虚劳、中风、水肿、尸厥、久痢、喉痹、急慢惊风等,他说:"世有百余种大病,不用灸艾丹药,如何救得性命,劫得病回?"把灼艾作为首选的急救扶阳措施。

窦氏临床,虽多针灸丹药结合,但他认为有些病只须单用灸疗,如"五等虚实"是元气将脱的大虚证,认为此时生命垂危,"非寻常药饵所能救",须用灸法取效;"肺伤寒"重证,也"非药可疗",急宜用灸。他也主张有些病需先灸后药,"要知缓急"一节提到治一伤寒病,先用烈火施灸,待患者开眼思饮食,再进姜附汤而愈。都体现他"灼艾第一"的思想。

窦氏重灸,无论从理论到实践,从预防保健到临床治疗都反映了这一点,他提出了常灸关元、气海、命关、中脘以防病摄生的方法,还根据年龄不同,提出了用灸的间隔时间及壮数:"人至三十,可三年一灸脐下三百壮,五十可二年一灸脐下三百壮,六十可一年一灸脐下三百壮,令人长生不老。"他还写了一首歌,赞扬了灸法的效验:"一年辛苦惟三百,灸取关元功力多,健体轻身无病患,彭篯寿算更如何。"

作为临床治疗,窦氏主张早灸、多灸,他提出大病尤宜早灸:"若灸迟,真气已脱,虽灸亦无用矣。若能早灸,自然阳气不绝,性命坚牢。"他对不少病证都反复强调早灸,如治阴毒,认为灸"迟则气脱,虽灸亦无益矣"。治气脱,"须早治,迟则元气亦脱,灸亦无及矣";治虚劳,认为"须早灸,迟则无益";治伤寒少阴太阴重证,谓"不可不早图也"。并进一步指出,如延误治疗时机,可导致严重后果,他在《扁鹊心书》中提到一医治伤寒用灸过迟,终至"藏气败绝"而死亡。又指出"暴注"一证,灸迟则"肠开洞泄而死"。要人们引为鉴戒。

所谓多灸,主要指壮数而言,他说:"世欲用灸,不过三五十壮,殊不知去小疾则愈,驻命根则难……凡大病宜灸脐下五百壮,补接真气,即此法也,若去风邪四肢小疾,不过三五七壮而已。”从《扁鹊心书》全书来看，每次灸百壮以上至五百壮者，较为常见，其百壮以下者甚少，仅有口眼㖞斜灸地仓二十壮，急喉痹、咳嗽灸天突五十壮等。

多壮灸给患者带来的痛楚是不言而喻的，因此，窦氏创立了一种灸前麻醉法，即用所谓“睡圣散”内服，使人昏睡，然后施灸，可无痛苦。睡圣散是由七八月收采的山茄花（即曼陀罗花）及火麻花（即大麻花）组成的，此二药的麻醉作用，在李时珍《本草纲目》中有所记载：“八月采此花（曼陀罗），七月采火麻子花，阴干，等分为末，热酒调服三钱，少顷昏昏如醉。割疮灸火，宜先服此，则不觉苦也。”至于临床实施，是在治“膏粱之人，不能忍耐痛楚”或“癫狂人”时应用的。为了消除人们的疑虑，他还现身说法，在“大病宜灸”一节中提道：“余自用灸膝神效，放心服之，断不误人。”另外，对需要灸数百壮的患者，还提道“一服后，即昏睡，可灸五十壮，醒后，再服，现灸”。至于小儿用药量，也提到应减量为一钱。

以上论述了窦材的针灸学说主要有“须识扶阳”“温补脾肾”“灼艾第一”三个方面，但是，他对针法的应用，也不是毫无造诣的。例如治失血一案：“一人患脑衄，日夜有数升，诸药不效，余为针关元穴，入二寸留二十呼，问病人曰：针下觉热否？曰：热矣，乃令吸气出针，其血立止。”又如治一头风旋晕呕吐，数日不食患者，为针风府穴向左耳入三寸，留十三呼，病人觉头内麻热，方令吸气出针，服附子半夏汤，永不发。并指出：“但此穴（风府）入针，人即昏倒，其法向左耳横下针，则不伤大筋而无晕。”从以上二例可以看出，窦氏用针也是独具匠心的，其衄血针关元，用穴特殊；针风府向耳后，刺法不同一般；针后注意询问针感，必使针下麻热方休，这个经验也十分可贵。总之，窦氏的针灸学术思想在我国针灸史上是有特色的，并具有一定现实意义，值得继承发扬。

15　张从正的针灸学说

张从正（约1156—1228年），字子和，号戴人，睢州考城（今河南兰考县）人，金代著名医学家。他从小就苦读经史，酷爱医学，曾得刘从益传授，后又随姜仲安学针灸之术。于兴定（1217—1221年）年间被召补为太医，不久辞去。时与麻知几、常仲明等人切磋医理，集素日临床治验及所著医论，辑成《儒门事亲》一书，共十五卷，其见解独特，内容广泛，论述精辟，除记载药物治病外，尚有针灸、砭射、熏洗、熨烙、按摩、导引、气功等治疗方法。尤娴于刺络泄血法，突出体现了他“攻破”“祛邪”思想在针灸学中的运用。

刺络泻血　祛邪安正

宋元时期，我国医疗技术逐渐提高，学术思想十分活跃，当时医界习尚温补，一般医生对补法多有误解，张从正补偏救弊，认为：“夫病之一物，非人身素有之也，或自外而入，或由内而生，皆邪气也。邪气加诸身、速攻之可也，速去之可也，揽而留之何也。”故力主祛邪扶正，倡“邪去正安”说，在临床上擅长汗、吐、下三法，在针灸施术上体现为刺络泄血法。

张氏汗、吐、下三法的内容，是极其广泛的。他说：“引涎、漉涎、嚏气、追泪，凡上行者皆吐法也；灸、蒸、熏、渫、洗、熨、烙、针刺、砭射、导引、按摩，凡解表者皆汗法也；催生下乳、磨积逐水、破经泄气，凡下行者皆下法也。”他十分重视针灸在驱邪中的作用，《儒门事亲》所载医案中，有二十八例与针灸有关。他明确指出：“岂知针之理，即所谓药之理。”不少疑难危证，张氏常用刺络泄血而取效，他说：“出血之与发汗，名虽异而实同。”认为泄血除热，攻邪最捷。

张从正刺络泄血的学说，是继承《灵枢·九针十二原》“宛陈则除之”的治则发展而来的。《素问·针解篇》提出：“宛陈则除之者，去恶血也。”故历代医家将泻血作为祛邪的一大治法，如唐代自秦鸣鹤为高宗刺百会、脑户出血治风毒上攻，头目昏眩；刘河间主张寒凉清火，创“八关大刺”泻热，都长于放血疗法。张氏师承河间之术，进一步发展了此法，取得了较大的成就。

张从正这一学术思想，与他亲身体验是分不开的，他曾患目赤病，或肿或翳，作无止时，羞明隐涩，肿痛不已。眼科姜仲安云：宜上星至百会，速以铍针刺四、五十，刺攒竹穴、丝竹空穴上兼眉际一十刺，及鼻两孔内以草茎弹之出血。来日愈大半，三日平复如故。对此，张氏启发颇深，对不少实热目疾采用此法，每每取效。他感慨地说：“学医半世，尚阙此法，不学可乎？”这里说明了张氏重视放血疗法的学术思想的渊源。

气血宜辨多少　泻络当重“三多”

张氏十分重视经络理论，指出：“治病当先识其经络。”尤其是用十二经气血的多少来指导刺络放血法。他认为：“血出者宜太阳、阳明，盖此二经血多故也。少阳一经不宜出血，血少故也。”血多之经刺之，能祛邪而不伤血，血少之经刺之，则使血受伤而正气不足，有助长邪气之虞。如他治疗一小儿面赤肿，两目不开，“以铍针刺轻砭之，除两目尖外，乱刺数十针，出血三次乃愈”。两目尖为少阳经所过，血少故不宜刺。又如“背疮初发……以铍针于肿焮处乱刺血出”。“一省掾，背项常有痤疖，愈而复生，戴人曰‘太阳血有余也’，先令涌泄之，次于委中以铍针出紫血，病更不复作也。”项背乃太阳经循行所过之处，太阳经有热，故疮痈痤疖在背项，张氏采用泄血去热邪的办法，使邪去正安。

张氏审证精详，胆识过人，在针灸临床实践中，形成了自己独特的泻络风格，即运用铍针多，放血部位多，出血量多。

《儒门事亲》中记载刺络放血的医案为19案，注明用铍针者有10案，占一半以上，其余10案，虽未说明用何种针具放血，但看来仍和铍针有关。铍针即《内经》所称九针之一的铍针，末端如剑锋而针体较宽，适用于祛除瘀阻之恶血。在具体操作上，方法很多，有直接用铍针刺出血的，如《儒门事亲·卷六》中，吕君玉之妻风搐反张案，即用铍针刺百会穴；也有将铍针磨尖刺局部的，如该书卷三的舌胀案，卷六的湿癣案即是，还有用铍针作刀使用，将病变部位的皮肤十字划破以治病的，如该书卷八胶瘤案；尚有先烧铍针，然后趁热刺患处的，如该书卷七背疽案等。其刺的力量或轻或重，刺的范围或宽或窄，用针间隔的天数或多或少，均据临床的具体情况而定。

张氏放血部位之多也很惊人，多者竟达百针以上，如治背疽，“以铍针烧疽晕，刺数百针”；治温癣，“于癣上各刺百余针”；治背疮初发，“用铍针于肿焮处，循红晕周匝内，密刺三层”等。除了在病变部位上多点刺放血外，还用多穴位放血，如对目疾实热，红肿赤痛者，必刺神庭、上星、囟会、前顶、百会五穴放血，这种方法可达到“翳者，可使立退；痛者，可使立已；昧者，可使立明；肿者，可使立消”。此外，还有不定位的出血，如该书卷六目赤案，“刺其手中出血，及头上鼻中皆出血，上下中外皆夺”。

《儒门事亲》中记载出血量用“盏”“盃”“升”“斗”计数，亦有“大出血”“其血出尽”“血出如泉”等描叙。如治疗一妇抽搐目眩，角弓反张，“以铍针刺百会穴，出血两盃愈”。治一妇人木舌胀，连刺三日“计所出血，几至盈斗”。治一女孩背疽，“刺数百针，去血一斗，如此三次”。在刺出血时，一般不用止血法，而让血尽量外流，尤其是黑紫色的血，一定要让它流尽或血色变为正常为止。在张氏看来，体内恶血本为致病之邪，出血即泄邪，必使其出尽，方能邪去正安。

火热血实　法宜刺络

张氏能尊经旨不拘旧法，敢于实践，大胆创新。如《内经》治疗疟疾，是采用“先其发时如食顷而刺之”的方法，而张氏却能根据具体情况加以创新使用，如《儒门事亲・疟非脾寒及鬼神辨》记载：“会陈下有病疟二年不愈者……正当发时，余刺其十指出血，血止而寒热立止。”因为此时的病情，是由于前医拘于疟疾即脾寒的观点，施用大剂温热药的结果，张氏认为内热猖盛，不去内热不能制疟，故选在发作时施术，足见其学而不泥、创新有据的精神。另外，《内经》中病机十九条，原并无具体治法，张氏根据临床实际，予以补充，如他说：“诸风掉眩，皆属于肝……可刺大敦。”“诸痛痒疮疡，皆属于心……可刺少冲。”“诸湿肿满，皆属于脾……可刺隐白。”“诸气膹郁，皆属于肺……可刺少商。”“诸寒收引，皆属于肾……可刺涌泉。”用井穴通经泄邪，与张氏攻邪论的观点是一致的。

张氏娴于刺络放血，胆大却又不孟浪，在施术时有明确的禁忌证，他认为刺络放血法主要是用于各种实热火证，而虚寒证则不宜使用，如他说：“如人因闪肭膝髁肘腕大痛，医者不察，便用铍针出血，如未愈者，再三刺血，出血既多，遂成跛躄。《内经》曰‘足得血而能步’，血尽安得步哉?”又如：“雀目不能夜视及内障，暴怒大忧之所致也，皆肝主目，血少，禁出血。”除此之外，张氏还举出了具体禁忌，在出血之后，应忌“兔、鸡、猪、狗、酒、醋、湿面，动风生冷等物，及忧忿劳力等事。”这些方法都是《内经》有关“刺禁”的发展。

张从正刺络泄血学说，对后世影响颇大。明代名医薛立斋根据张氏治喉痹放血的经验，治愈了不少喉痛证；著名针灸家杨继洲在《针灸大成》中专论刺络泄血的急救作用，认为“一切暴死恶喉，不省人事”，须急以三棱针“刺手指十二井穴，当去恶血”。并称其法“乃起死回生妙诀”。清代傅山刺眉心出血治妇人产后血晕；叶天士刺委中出血治咽喉肿痛；郭志邃放血治“痧症”，可说都是张氏刺络泄血思想的发展。

16　李杲的针灸学说

李杲（1180—1251年），字明之，晚年自号东垣老人，金代真定（今河北正定）人。以创立脾胃学说而独树一帜，是金元四大家之一。李杲自幼酷爱医学，曾拜张元素为师，深得张氏学说的精华，他对《内经》《难经》等古典医籍都进行了认真的学习，能师古而不泥古。著有《脾胃论》《内外伤辨惑论》《兰室秘藏》等书，充实、发展了《内经》的脾胃理论。还著有《脉诀指掌病式图说》《活法机要》《医学发明》《伤寒治法举要》《伤寒会要》《万愈方》等，对后世均有影响。

《脾胃论》三卷，成书于1249年。由于当时战乱连年，人民饥饱失常，寒温不适，劳役过度，忧思恐惧，脾胃病多，他在诊治大量脾胃病的基础上，总结了自己的实践经验，提出了“人以脾胃中元气为本”的观点，指出了“阳气下陷，阴火上乘”的病理，创立了“甘温除大热”的治疗方法，确立了脾胃学说的地位，成为补土派的鼻祖。

李杲善治伤寒、痈疽、眼目等疾病。这在其论著中均有所反映。

李氏对针灸也颇有造诣，且有自己的观点和特色，《针灸聚英》《针灸大成》中称之为“东垣针法”。

穴重脾胃　用制阴火

“火与元气不两立，一胜则一负”是李氏脾胃学说的立论要点。李氏认为元气虚衰是阴火妄动的根源，而元气的衰惫又多因脾胃先衰引起。如他在《脾胃论·三焦元气衰旺》中说：“此三元真气衰惫。皆由脾胃先虚，而气不上行之所致也。加之以喜、怒、悲、忧、恐，危亡速矣。”治以“补外踝下留之”，即足太阳之昆仑穴，昆仑为五输穴中的“经”穴，属火，火生土，虚则补其母，以达到充实脾胃之气的目的，从而使元气旺，阳气升，阴火自降。这是李氏“甘温除大热”的学说在针灸上的具体运用。

除了补火生土法之外，李氏认为还可直接补土，以壮脾胃之气。这往往于感病不久，损害不十分严重时使用，此时“皆先由喜、怒、悲、忧、恐为五贼所伤，而后胃气不行。劳役、饮食不节继之，则元气乃伤”。故“当以胃合三里穴中推而扬之以伸元气”。足三里穴既是胃的合穴、下合穴，又属土，是土经的本穴，“合治内府”，故对胃腑有直接的作用，能达到补脾胃之元气以制阴火的目的。

李氏这一系列的针灸治疗法，都以脾胃学说为基础，是补土思想在针灸学中的运用。

放血泄热　灸宜慎用

李氏继承了《内经》放血疗法，广泛运用于临床，并有所突破。点刺出血治疗，他不仅用于实证、热证，而且还应用于某些虚证。在实证中，主要用于经络壅滞之证、大热证、湿热证。如他说：“泻其经络之壅者，为血凝而不流，故先去之，而治他病。”在足太阳、足少阴血络中凝血引起的腰痛，李氏采用“去血络之凝乃愈”。又如在胃火盛，出现汗出不止、小便数的时候，用《内经》“燔针劫刺”法，刺出血以去经络凝结，泄其冲脉之火。又如“治目眶岁久赤烂……当以三棱针刺目眶外，以泻湿热”。某些虚证，李氏也用点刺出血治之。如“脾胃虚弱，感湿成痿”的病，他就于足阳明胃经的足三里、气冲穴处用三棱针点刺出血，若不愈，可继续在胃经的上廉穴点刺出血。又如上热下寒证，《名医类案》中载：“东垣治参政年近七十，春间病面颜郁赤，若饮酒状，痰稠粘，时眩晕，如在风云中。又加目视不明，李诊两寸洪大，尺弦细无力，此上热下寒明矣。欲药之寒凉，为年高气弱不任，记先师所论，凡治上焦，譬犹鸟集高巅，射而取之，即以三棱针于颠前眉际疾刺二十余，出紫黑血约二合，许时，觉头目清利，诸苦皆去，自后不复作。”对虚证大胆点刺出血，取得立竿见影的疗效，是李氏在治证上的一大成就，扩大了放血疗法的治疗范围。

至于灸法，在其著作中也有叙及，但多为用灸引起不良后果的记载，如《兰室秘藏·头痛门》载：“昔有人少时气弱，常于气海、三里灸之……至年老添热厥头痛……皆灸之过也。”又《名医类案·麻木》称，一年事已高患者“病体热麻，股膝无力，饮食有汗，妄喜笑、善饥、痰涎不利、舌强难言、声嗄不鸣、身重如山”，东垣诊脉，左手洪大有力，认为是“邪热客于经络之中”，李氏即说此症为误灸所致。这些案例，虽未能说明确系误灸之过，却反映了他对灸疗持有戒心。正因为如此，李氏对针法记载颇详，使用较多，对灸法却较简略。

东垣的针灸学说，主要表现在：脾胃理论在针灸学上的应用，重视刺络放血疗法等；其灸法用于阴阳两虚之证，在《名医类案》《内外伤辨惑论》中也有所论述，值得重视。

17 席弘、陈会、刘瑾的针灸学说

席弘，或名宏，字宏远，号梓桑君，后名横。“先世为明堂之官”，高武《针灸聚英》谓其为“江西人，家世以针灸相传者”。南宋间（约公元12世纪），定居于江西临川县席坊（今属江西省抚州市）。从徐凤《针灸大全》所载《席弘赋》称“席弘治病最名高”，可见其针技不凡。他的著作有《席横家针灸书》，已佚。据《神应经》一书之前传宗图记载，席氏家传针灸十二代，由宋到明，历久不衰，其十二代是：席宏达（一世）——席灵阳（二世）——席玄虚（三世）——席洞玄（四世）——席松隐（五世）——席云谷（六世）——席素轩（七世）——席雪轩（八世）——席秋轩（九世，字华叔）——席顺轩（十世，字仁卿，秋轩长子）、席肖轩（十世，讳友欲，字信卿，秋轩次子）——席天章（十一世，肖轩次子）——席伯珍（十二世，顺轩三孙）。

此外，《神应经》朱权序云“独宏纲乃遇信卿席真人所授之术”，可知席弘十世孙席信卿还把针灸术传给了江西丰城人陈会（字善同，号宏纲）。后来，陈会又授徒二十四人，据《四库全书总目提要》卷一百五谓其“嫡传者二人，一曰康叔达，一即瑾也”，乃朱权序中所说的刘瑾：“独刘瑾得其指下之秘，故能继宏纲之术而无坠也。”刘瑾是江西南昌人，字永怀，号恒庵，颇受当时受封在南昌的宁献王朱权赏识。综上可见，席氏门徒众多，遍及江西各地，形成了我国历史上较大的地区针灸派系。

《神应经》是朱权命刘瑾在陈会所传《广爱书》的基础上，取其切用者改编校正后更名写成的。此外，陈会尚编有《广爱书括》，刘瑾也有《神应秘要》，或为《广爱书》和《神应经》的异名。

关于席弘的针灸学术思想，可从现存的《席弘赋》《补泻雪心歌》《天元太乙歌》，特别是《神应经》中反映出来。《神应经》记述了大量颇具特色的针灸选穴配穴处方及补泻手法理论，表明了席氏穴法手法并重的观点。

行针审穴说

《席弘赋》载：“凡欲行针须审穴。”《神应经》中所谓审穴，主要对穴位部位、取法及其针刺深度，艾灸壮数，针灸宜忌等的审察而言，如“百穴法歌”“穴法图”共述及一百多个穴位，尤以常用五输穴居多，其“灸四花穴法”，也是专论取四花穴的方法。此外，穴法还包括临床处方选穴配穴。如《席弘赋》，即论述了五十多种病证的用穴，其中大便秘涩用大敦，咽喉急闭用百会、太冲、照海、阴交，经验独特。又如《针灸聚英》转录的“天元太乙歌”，高武谓来自《神应经》，此歌内容多与《席弘赋》雷同，但也增加了一些内容，谓“先师秘传神应经，太乙通灵法最灵……凡用行针先得诀，席弘玄妙分明说”。说明系席氏所传，足以体现他的穴法思想。

《神应经》的处方选穴配穴，内容很丰富，全书将各科疾患分为 23 个大类，详述了诸风、伤寒、痰喘咳嗽、诸般积聚、腹痛胀满、心脾胃、心邪癫狂、霍乱、疟疾、肿胀(附红疸、黄疸)、汗、痹厥、肠痔大便、阴疝小便、头面、咽喉、耳目、鼻口、胸背胁、手足腰腋、妇人、小儿、疮毒等门共约 540 种病证的治法处方，从其处方用穴，可看出有如下特点：① 每个病证用穴一般 1~10 个，少数为一穴，多数为 4~6 穴，极少数用到十余穴；② 用穴范围不广，多局限于十四经的 100 多个穴位，且又多是五输穴；③很少用到经外奇穴，仅在“咽喉”一节，述及咽喉肿痛、闭塞、水粒不下时，提到刺大指背甲根后“排刺三针”。

《神应经》的处方，不少注明艾灸壮数，且有时涉及用补用泻，说明席氏是针灸并重的。

补泻迎随说

《席弘赋》：“要明补泻迎随诀。”《神应经》“疮毒”门记述“瘰疬”取少海，同时提及手法操作，都表明席氏重视手法。

朱权曾高度评价席氏“补泻折量之法，其口诀指下之妙”，实际上，《神应经》所述“补泻迎随诀”(后经明代杨继洲辑入他的《针灸大成》一书，并名之曰“神应经补泻”)，是一种复式补泻法，有如下特点：

第一，泻法随咳嗽进出针，补法在吸气时转针或出针。

第二，针患者左侧用右手大指食指持针、针患者右侧用左手大指食指持针，补泻皆同。

第三，泻法进针后大指向前，食指向后捻转，补法进针后食指向前，大指向后捻转。

第四，泻法捻针时轻提，补法捻针时深入 1~2 分。

第五，搓针次数，补泻均为三下，泻用食指，补用大指，谓之“三飞”。

第六，泻法搓后轻提(退)针，再左或右转，谓之“三飞一退”；补法搓后再深入 1~2 分，针尖向左或向右，谓之“一进三飞”。

第七，泻法仅有针下沉紧即可，补法还要求针下有热感。

第八，补法要求入针捻转后用指轻弹针三次，出针后按穴，泻法则不必。

第九，补泻均按上法行针五六次，然后拔针。

第十，以上均为针刺除任督脉以外的补泻法。其头面躯干中线的补泻，则按男女阴阳不同施行左或右转。

此外，席氏补泻理论，在《席弘赋》及《针灸聚英》的“补泻雪心歌”中也有所记述。

关于补泻手法的应用，《神应经》有独特之处，认为在多数情况下宜先泻后补，并名之曰“平补平泻”，原因是：“凡人有疾，皆邪气所凑，虽病人瘦弱，不可专行补法。经曰：邪之所凑，其气必虚。如患赤目等疾，明见其为邪热所致，可专行泻法，其余诸疾，只宜平补平泻，须先泻后补，谓之先泻其邪，后补真气，此乃先师不传之秘诀也。”故在“手足腰腋”门论述“两手拘挛，偏风瘾疹”等取曲池，先泻后补肩髃、手三里；在“头面”门论述治“头痛项强、重不能举、脊反折不能反顾”时，取“承浆先泻后补风府”，都注明了用“先泻后补”法。对于有些病，还认为可“不补不泻”，如“胸背胁”门载治“胸满血膨有积块、霍乱肠鸣、善噫”取期门时，注明“向外刺二寸，不补不泻”。

席弘及其私淑者，既重穴法，又重手法，其穴法特点是多用十四经穴及五输穴，手法特点是对补泻时捻转提插及针感的重视。至于平补平泻之说，则进一步发展了针刺补泻理论在临床中具有一定参考价值。

18　窦默的针灸学说

窦默（约1195—1280年），字汉卿，初名杰，字子声，广平肥乡（今河北省邯郸肥乡县）人，金元时代著名针灸家。据《元史》载："幼知读书，毅然有志，族祖旺为郡功曹，令习史事，不肯就。"时值金元交战，"遂南走渡河，依母党吴氏。医者王翁，妻以女，使业医"。后转客蔡州，遇名医李浩，授以铜人针法。后又迁走德安，"孝感令谢宪子，以伊洛性理之书授之，默自以为昔未尝学，而学自此始"。"继还肥乡，以经述教授，由是知名"。"窦氏为人乐易平居，未尝品评人物，与人居温然儒者，至论国家大计，面折廷诤"，所以深得元世祖的器重，谓"窦汉卿之心，姚公茂之才，合而为一，斯可谓全人矣"。窦氏的针灸经验，传于王镜泽（一为"潭"），名开，又名仁，字启元，浙江兰溪人，从窦氏二十余载，得其术以归。

窦氏的针灸著作，主要有《针经指南》。另有《铜人针经密语》一卷，今已散佚。

《针经指南》一卷，首载"针经标幽赋""流注通玄指要赋"，后列"流注八穴"及"手指补泻"等。本书从临床实际出发，对穴位、针刺方法、得气、宜忌等方面，做了比较深入的阐述，颇有见地。全书字数不多，但内容丰富，体现了窦氏的学术思想和临床经验。

"流注八穴"说

窦氏对流注八穴推崇备至，他在"流注八穴序"中说："予少时尝得其本于山人宋子华，以此术行于河淮间四十一年。起危笃患，随手应者，岂胜数哉！予嗜此术，亦何啻伯伦之嗜酒也。"但流注八穴及其运用，窦氏序称"乃少室隐者之所传也"。窦氏根据铜台碑字王氏家藏本及宋子华所传的内容，结合而写成流注八穴的内容。首先介绍了流注八穴的位置及取穴法，然后以比较大的篇幅介绍了流注八穴所治的213证。在运用流注八穴治疗疾病时，先刺主证之穴，如病未已，再取与其相应合的穴位。用针后应停针待气，使气机上下贯通，以提高疗效。如喉咙闭塞，可先取照海穴，后取与其相应的列缺穴，然后停针待气，使在下的照海，与在上的列缺，效应相合，以达到调气攻邪的目的。窦氏的流注八穴，后经明代徐凤及杨继洲扩充，加上配穴，主治范围又有增加，如窦氏公孙穴主治27证，而《针灸大成》则为36种疾病的主穴，八穴总共增加到244证。

补泻在于手指说

窦氏认为"原夫补泻之法，非呼吸而在手指"，指出针刺补泻法主要在于手法操作。"通玄指要赋"在论述各病刺法之后，也指出明手法是取得疗效的关键："夫用针之士，于此理苟能明焉；收袪邪之功而在乎捻指。"

窦氏在《针经指南》"直言补泻手法"中列出"呼吸补泻""寒热补泻""手指补泻""迎随补泻""生成数法"等，其"呼吸补泻"主要是阐发《内经》的呼吸补泻法；"寒热补泻"与"生成数法"则是后世演变为"烧山火""透天凉"的依据；"迎随补泻"即《难经》中的"泻南补北"

法,指出“此实母泻子之法,非只刺一经而已”,还可根据五行生克理论,运用他经之穴治疗;至于“手指补泻”,则是突出了手法在治疗中的作用,此法系从《难经·七十六难》发展而来,窦氏明确指出“凡补泻,非必呼吸出内,而在乎手指”。接着在《针经指南》中详细论述了各种手法的具体操作:动、摇、进、退、搓、盘、弹、捻、循、扪、摄、按、爪、切。后来,这种手法经高武《针灸聚英》录入,并称之为“十四法”,杨继洲《针灸大成》“十二字分次第手法及歌”,则衍化为十二法。其中除有八法相同外,还增加指持、口温、指留、指拨四法。可见窦氏手指补泻法对后世产生了深远影响。

“莫如用针”说

窦氏偏主用针,这从所著《针经指南》全书即可反映出来。本书除“气血问答”一节提到“针则针,灸则灸,若针而弗灸,若灸而弗针”外,几乎未有灸法的论述;再从“针经标幽赋”首先提出“拯救之法,妙者用针”和“流注玄指要赋”首先提出“必欲治病,莫如用针”来看,也说明他对针刺法的应用是十分注重的,故燕山牛良祐刻印窦氏遗著时,也指称窦氏“以针法活人甚多”。

窦氏重针,尤重毫针,“标幽赋”云:“观夫九针之法,毫针最微,七星可应,众穴主持。本形金也,有蠲邪扶正之道;短长水也,有决凝开滞之机……然是一寸六分,包含妙理,虽细拟于毫发,同贯多歧。可平五脏之寒热,能调六腑之虚实。”这里对毫针的治疗作用,做了详细的阐述,认为毫针虽微,但治疗范围甚广,几乎无疾不医。正因为如此,故《针经指南》中对毫针刺法的有关“得气”“气至”问题做了较多的阐发;对毫针刺治中产生的晕针现象,也提出了可贵的临床经验,如“标幽赋”中对晕针原因及防止晕针法的描述:“空心恐怯,直立侧而多晕;背目沉掐,坐卧平而没昏。”首先提出了至今仍有重要现实意义的论点。

“气至沉紧”说

《内经》曾经指出:“气至而有效”“气至乃休”,但气至的客观指标是什么?没有说明,使人难以捉摸,难以掌握,窦氏根据自己的临床经验,做了生动而形象的描述,“标幽赋”:“先详多少之宜,次察应至之气。轻滑慢而未来,沉涩紧而已至。既至也,量寒热而留疾;未至者,据虚实而候气。气之至也,若鱼吞钩饵之浮沉;气未至也,似闲处幽堂之深邃。气速至而效速,气迟至而不治……”除了把气至这个抽象的概念具体化之外,还指出了根据气至的迟速,可以判断疾病的预后;如气未至,应当候气。

窦氏在“真言补泻手法”一节,提出了不少补泻方法,认为如何“候气”“调气”“行气”是实现补泻的重要一环,如“补法”当进针后,须“待针头沉紧时,转针头以手循扪,觉气至,却回针头向下……”,“泻法”则是入针到一定分寸,“觉针沉紧、转针头向病所,觉气至病退,便转针头向下……”。又如“寒热补泻”,其“冷补”法,即针入后,“问病人觉热否?”并且“捻针,使气下行至病所”,都描述得十分细致。至于他的“手指补泻”十四法,其中的动、进、弹、摄法都是如何控制“气行”速度的具体操作方法,如谓“摄者,下针如气涩滞,随经络上,用大指甲上下切其气血,自得通行也”。对提高临床疗效,都有重要价值。

窦氏的“气至”理论,得到了同时代著名针灸家的推崇,如罗天益在《卫生宝鉴》一书中“灸之不发”医案中即提道:“学针于窦子声先生,因询穴腧,曰:‘凡用针者,气不至而不效,灸之亦不发。'"罗氏还说，他曾与元初针灸名家忽泰必烈谈及此事，忽氏也深表赞同这个观点。

综上可见，窦默对针刺气至的理论有较深的阐述，对针灸学中与疗效有重大关系的气至学说有重要建树。

窦默是我国针灸史上铮铮有声的学者之一，他刻苦求学，针技超群，医德高尚，深受人们敬仰。他曾被元世祖封为太师，谥文贞，故后人亦称他为窦太师或窦文贞公。他毫不保留地把针术传给了王开，后来王开之子王国瑞创立了"飞腾八法"学说。明代许多学者，如徐凤、祝定、高武、楼英、杨继洲、鲍同仁等都受窦氏影响颇深，表明其对针灸学的贡献甚大。

19　罗天益的针灸学说

罗天益(1220—1290年)，字谦甫，真定(今河北省保定市)人，元代医学家，曾为太医，为东垣弟子，居东垣门下十余年，尽得其妙，自称曾学针法于窦汉卿。著有《卫生宝鉴》、《内经类编》(亡佚)等。

《卫生宝鉴》共二十四卷，另有补遗一卷。卷一至卷三为"药误永鉴"，为扎记性短论，主论服药制方等注意事项；卷四至卷二十为"名方类集"，是本书的主体，有论有方；卷二十一为"药类法象"；卷二十二至卷二十四为"医验记述"，列治验病例，间附以短论；最后一卷补遗，系后人重刊时所增，主要是伤寒诸论的验方。本书是一部临床治疗方面的著作，系作者集录诸家之说，特别是东垣的理论，并结合自己的经验，加以整理而成的。其中记载了许多针灸内容，并有24例与针灸有关的病案。

脾胃虚寒宜灸说

《卫生宝鉴》所载16例与灸法有关的医案中，有12案与脾胃关系密切，罗氏善用灸法以温补脾胃，弥补了东垣针法的不足。

罗氏以中脘、气海、足三里三穴，组成灸补脾胃的主方，然后随证加减变化。他认为中脘乃胃之募穴，能引胃气上行，有助胃气的作用；气海能生发元气，滋荣百脉，充实肌肉的作用；三里穴乃胃之合穴，能壮脾温胃，且能引阳气下交阴分。三穴配合共奏温养脾胃，强壮补虚，升提中气，调和阴阳之功。

罗氏使用灸法与上述穴位，既治疗脾胃虚寒证，也治疗虚热证。如《卫生宝鉴·胃脘当心而痛治验》中记载了一例因用砒霜等药治疟不当，引起的脾胃虚寒证，症见"脉弦细而微，手足稍冷，面色青黄而不泽，情思不乐，恶人烦冗，饮食减少，微饱则心下痞闷，呕吐酸水，发作疼痛，冷汗时出，气促闷乱不安"，就是用此灸方后才臻平复。又如《卫生宝鉴·虚中有热治验》中，载一患者"病发热，肌肉消瘦，四肢困倦，嗜卧盗汗，大便溏多，肠鸣不思饮食，舌不知味，懒言语""脉浮数，按之无力"，也是用此灸方治愈，体现了河间热证用灸、东垣甘温除热的学术思想。

罗氏采用此灸方，并根据病情随证加减穴位，如《卫生宝鉴·腹胀治验》载，一妇人

“先因劳役饮食失节，加之忧思气结，病心腹胀满，旦食则呕，暮不能食，两胁刺痛，诊其脉弦而细”，罗氏根据《内经》“浊气在上，则生䐜胀”的理论，认为“阳主运化精微，聚而不散，故为胀满”，只取中脘一穴灸之，次以木香顺气汤助之而治愈。另外如《卫生宝鉴·阴阳皆虚灸之所宜》载久患疟痢一案，诊得“脉弦细而微如蛛丝，身体沉重，手足寒逆，时复麻痹”“心腹痞满，呕逆不止”，除用以上灸方之外，再加灸阳辅一穴以“接续阳气，令足胫温暖，散清湿之邪”，月余治愈。又《卫生宝鉴·胻寒治验》载一自利完谷不化，脐腹冷痛，足胻寒，以手搔之不知痛痒，脉沉细而微的病人，施用灸法时，去中脘穴，加三阴交穴，以针对足寒的主要症状，达到接续阳气下行、驱散足胻寒湿之邪的目的。次年再发，则加入阳辅穴以增加行气去寒湿的能力，再次获得成功。

阳热病用开泄说

《卫生宝鉴》所载以针刺为主的9例治案中，有8例是属阳热病变，其中6例分别用燔针、三棱针、砭刺，在阳热病位上进行刺破，放血取脓，开泄邪气，均取得了成功。

如“风痰治验”载一患者“忽病头旋眼黑，目不见物，心神烦乱，兀兀欲吐，复不吐，心中如懊侬之状，头偏痛，微肿而赤色，腮颊亦赤色，足胻冷”，罗氏根据“高巅之上，射而取之”的认识，以三棱针在头上刺出紫黑血二十余处，症状很快减轻。另外，脚气病引起的足胫肿，罗氏根据“血实者宜决之”的认识，在足胫肿处，用三棱针刺出血，“血突出高二尺余”“顷时肿消痛减”。另外，以燔针开泄脓液，以砭刺开泄红肿热痛处，以锐针刺肿上以出恶气等，体现了罗氏对阳热病的不同开泄方法。

针灸药并用说

《卫生宝鉴》所载与针灸有关的医案中，绝大多数是针药或灸药合用，各取所长，互相配合，以求速效。

如“上热下寒治验”载，一患者六旬有七，“头面赤肿而痛，耳前后肿尤甚，胸中烦闷，咽嗌不利，身半以下皆寒，足胫尤甚，由是以床相接作炕，身半以上卧于床，身半以下卧于炕，饮食减少，精神困倦而体弱”“脉浮数，按之弦细”。罗氏诊为“上热下寒证”，对于在上之热，用针砭刺法在肿痛之处开泄放血，对于在下之寒，灸气海、三里，以治足胻冷，亦引导热气下行，并同时用既济解毒汤泻其上热，并驱热而下，配合针灸的作用，很快将此病治愈。又如“结阴便血治验”载一泻泄便后见血病人，前医见便血，皆以为热，而罗氏诊为结阴便血，先以平胃地榆汤温中散寒，除湿和胃，再用灸方三穴，并配以还少丹内服，以后又改服芳香之剂，终于将此病治愈。这种配合方药施灸的方法，既发挥灸法的治疗作用，又可发挥药物的效能，从而提高临床疗效。另外，尚有先针灸后用药物治疗的方法。如“疠风刺法并治验”所载，即先针肿上，后用补气泻荣汤治之。还有先药物后针灸的治疗方法，如“风中脏治验”所载，即先用至宝丹加龙骨、南星，然后刺十二经之井穴治之。或针或灸，或先或后，变化虽然很多，但其要旨，乃在于处方立论不偏于一，体现了针灸药合用方得为上医的思想。

罗氏认为医药之大，关乎性命之深，若非择善以从之，乌得过人之远矣。他既秉李氏之正传，又能结合自己多年经验，对东垣针法继承而且有所发展，如“上热下寒治验”一案，与

《名医类案·面赤》载东垣治上热下寒证近似，只不过罗氏所治之证下寒较甚，故加重了灸法。又如东垣在针灸方面，偏于放血疗法的应用，对灸法则颇具戒心，而罗氏却善用灸法以温补中焦，并创立脾胃的灸方，弥补了东垣之不足。在放血疗法中，东垣主张点刺放血，多刺络脉，放血量一般不多，而罗氏有时刺五十多处，放紫黑色的血，甚至刺处"血突出，高二尺余"，放血量偏多。可见罗氏学说的总特点，是既包含了东垣的学术思想而又有所区别的，正如《卫生宝鉴·胡广序》所说："发言造诣，酷类其师，有裨于前人之未备。"

20 朱震亨的针灸学说

朱震亨(1281—1358年)，字彦修，婺州义乌(今浙江义乌)人。金元四大家之一，世居县之丹溪，故人称丹溪翁。他自幼好学，日记千言，成年之后，方专以学医，他虚心好学，不断上进，为了提高医术，遍走浙江、江苏、安徽各地访求名医，后从学于罗知悌，学术上受到刘完素、张从正、李杲等人的影响较大，并对刘完素火热学说有所发展，倡"阳有余阴不足"论。主张保存阴精，勿动相火，善用滋阴降火法。

朱氏著述甚多，有《格致余论》《局方发挥》《丹溪手镜》《丹溪心法》《脉因证治》《本草衍义补遗》《素问纠略》《金匮钩玄》《丹溪纂要》《丹溪医案》《丹溪秘传方诀》等。然多出于门人之手所纂。

朱氏对针灸也颇有研究，如《丹溪手镜》卷上"周身经穴"一章，对人体二百个左右穴位的位置、衔接、所属经脉等，用简明扼要、便于记忆的方法予以表达，将两穴之间的相隔距离，以脚注的形式写入，如：五分后发际、瘖门五分风府寸半脑户寸半强间寸半后顶寸半百会……还将穴位位置的相互关系用图表示，并在穴位下写明具体位置。在十二经病证及主要病证上，也做了补充。如《丹溪心法》中"十二经见证"对足厥阴肝经病候，增入了"暴痒""胻善瘈""便难""洞泄""骂詈"诸症，对足太阳膀胱经见证，也增加了"便脓血""肌肉痿"等症。对灸法的作用，总结为大泻肺气，凿窍疏风，泄引热下，补火泄火，消肿导毒等。而且在他的著作中，用针灸取效的案例并不少见，可见，他对针灸学的造诣也很深。

手足阴阳经合生见证说

朱氏认为，十二经均各有自己独特的证候表现，而同一个证候，又往往可以由几条经脉同时受病而出现，以说明经脉之间具有相互影响、相互制约的关系，这种情况最容易出现在关系密切的经脉上，如表里经、循行部位相近的经脉等。朱氏称此为"合生见证"。共计三十三条，提出的症为：头项痛、面赤、耳聋、鼻鼽衄、目瞳人痛、咽肿、唠、胸满、黄疸、目黄、喉痹、目䀮䀮无所见、面尘、嗌干、膈咽不通不食、胸支满、腋肿、胸中痛、少气咳嗽喘渴上气、臂外痛、肘挛急、心痛、凄然振寒、疟、身体重、胁痛、善呕苦汁、喘、掌中热、肠满胀、痔、如人将捕、汗出。其中如"喘，手阳明、足少阴、手太阴"，因为喘多为肾不纳气及痰湿阻滞，与肺、脾、肾三经关系密切，阳明为太阴之表，手足太阴相通，少阴属肾，故喘为肺、大肠、肾三经"合生见证"。又如"鼻鼽衄，手足阳明、太阳"，乃因三经均分部于鼻部周围，故为大肠、胃、膀胱三经的"合生见证"。这些内容，对临床治疗是有指导意义的。在理论上丰富了经络病候的内容，扩大了经络辨证的应用范围,使经络理论更加完善。

热证可灸说

朱氏继承《灵枢·背腧》灸分补泻的学说,并解释说:"灸法有补泻火,若补火,艾焫至肉;若泻火,不要至肉,便扫除之,用口吹风主散。"可见,他赞同灸法亦有攻泻的观点,故可用于实热证,他认为热证用灸的原理是:"火以畅达,拔引热毒,此从治之意。""大病虚脱,本是阴虚,用艾灸丹田者,所以补阳,阳生阴长故也。"阐释了热证包括实热与虚热两方面,而灸法有攻补两种作用。朱氏根据这一想法,把灸法用于热证,归纳为以下几种作用。

(1)"泄引热下"作用。如《丹溪心法》载:"有脚气冲心者,宜四物汤加炒黄柏,再宜涌泉穴用附子末津唾调敷上。以艾灸,泄引热下。"又如《脉因证治》载:"两手大热为骨厥,如在火中,可灸涌泉五壮,立愈。"

(2)"散火祛痰"作用。如《续名医类案》载丹溪治一鼻流臭涕,脉弦小,右寸滑,左寸涩的"痰郁火热之症",灸上星、三星、合谷等加服清热祛痰之剂而愈。另一例鼻流黄水脑痛证,灸囟会、通天各七壮,去臭肉一块而安。

(3)"养阴清热"作用。如《名医类案》载一壮年咳嗽咯血,发热肌瘦者,丹溪为灸肺俞五次而愈。

针法浑是泻而无补说

朱氏在《丹溪心法·拾遗杂论》中说:"针法浑是泻而无补,妙在押死其血气则不痛,故下针随处皆可。"从这一学说出发,朱氏重视泻法的运用,如《丹溪心法》中用三棱针刺委中出血治疠风、瘀血腰痛。《脉因证治》中,用三棱针刺气冲出血治吐血,刺少商放血治喉痹等。《格致余论》载一痛风治案:"邻鲍六,年二十余,因患血痢,用涩药取效,后患痛风,叫号撼邻,予视之曰:此恶血入经络证……遂与四物汤加桃仁、红花……又与刺委中出黑血近三合而安。"除了放血之外,毫针与火针的用法也多与攻泻有关。如《脉因证治》载五种心痛的针刺取穴,是以攻邪行滞为主,《丹溪手镜》还提到治瘰病可用火针刺其核上,以起到攻破祛瘀的目的。朱氏的这一观点在明代的几家针灸著作中,如汪机《针灸问对》、徐春甫《古今医统》、杨继洲《针灸大成》中都有过引述,可见其影响之大。

总之,朱氏在针灸学中独特的见解不少,特别是完善了热证可灸说的机制。他提出的"合生见证"说,既考虑到脏腑关系、经络表里,还注重了循行部位与病变的关系。治鼻衄不仅取阳明经在鼻部的局部穴,而且在远端取昆仑穴治疗,就是运用了合生见证的理论。又如用行间、太冲治皮肤瘙痒症,用承山治疗便血,都是公认的有效治疗方法。朱氏的这些学说,至今仍值得学习与运用。

21 王国瑞的针灸学说

王国瑞,婺源人。约生于元代初中期(13 世纪末到 14 世纪初)。其父王开从窦默学习针灸二十载，尽得其传，国瑞幼从父学，得父术并传之于子廷玉、孙宗泽，世受其业，成为元明之际的针灸世家。

王国瑞的医学著作，有《扁鹊神应针灸玉龙经》一卷，据其弟子周仲良后序称："其所以托名扁鹊者，重其道而神其书也。名曰玉龙者，盖以玉为天地之精，龙之神变极灵，此书之妙用，亦犹是也。"而"神应"的意义，则是据宋代封扁鹊为"神应王"而来。该书的内容为：首载一百二十穴《玉龙歌》，计八十五首七十八症，举症见穴，易于传诵；次载注解"标幽赋"；再次为"天星十一穴歌诀"十二首，还有六十六穴治证、十二经夫妻相合逐日按时取原法、磐石金直刺秘传、针灸歌、灸法杂抄切要、飞腾八法等，是一本理论与临床、普及与提高相结合的针灸专著。

十二经夫妻相合逐日按时取原说

王国瑞将五门十变夫妻相配的理论运用到按时取原法中，其用十二经脉与天干相配，然后将它们用夫妻相合法组合起来，在具体选穴时，均选用各经的原穴，这是一种异于子午流注纳甲法，而以"河图"理论为依据的另一按时选穴法。其基础为：

手阳明大肠经属庚（金）夫	取合谷	乙庚相合
足厥阴肝经属乙（木）妻	取中都	
手太阳小肠经属丙（火）夫	取腕骨	丙辛相合
手太阴肺经属辛（金）妻	取列缺	
足少阳胆经属甲（木）夫	取丘墟	甲己相合
足太阴脾经属己（土）妻	取公孙	
足阳明胃经属戊（土）夫	取冲阳	戊癸相合
足少阴肾经属癸（水）妻	取水泉	
足太阳膀胱经属壬（水）夫	取京骨	丁壬相合
手少阴心经属丁（火）妻	取通里	
手少阳三焦经寄于戊（土）兄	取阳池	戊己相合
手厥阴心包经寄于己（土）妹	取内关	

上列十二经原穴，见《千金要方》卷二十九"手足三阴三阳穴流注法"，王氏袭之，其十二经夫妻相配之说，与子午流注相类，所异者是王氏将三焦配属戊土，心包配属己土。考其原因是因三焦主气，包络主血，脾胃为后天生化气血之根本。故前者寄于戊土，后者寄于己土，而别列为偶。并将这种关系，结合逐日临时干支，运用如十二经夫妻相合逐日按时取原穴表。

上表壬子、癸丑二日王氏认为，是"六十甲子终始之地"。因为天干终于壬癸，地支始于子丑，是阴阳进退，终始变化的枢纽，故不同其他十干日。施用时可根据各天干日临时查阅所开夫妻经穴，相配针刺。但阳日阳时以阴经（妻）穴为主，阳经（夫）穴为配；阳日阴时以阳经（夫）穴为主，阴经（妻）穴为配；阴日阴时以阳经（夫）穴为主，阴经（妻）穴为配；阴日阳时以阴经（妻）穴为主，阳经（夫）穴为配。先针主穴，后刺配穴。

十二经夫妻相合逐日按时取原穴表

时 日	子	丑	寅	卯	辰	巳	午	未	申	酉	戌	亥
甲	阳池 内关	腕骨 列缺	丘墟 公孙	冲阳 水泉	腕骨 列缺	阳池 内关	冲阳 水泉	合谷 中都	合谷 中都	京骨 通里	京骨 通里	丘墟 公孙
乙	丘墟 公孙	中都 合谷	腕骨 列缺	通里 京骨	冲阳 水泉	公孙 丘墟	合谷 中都	列缺 腕骨	京骨 通里	水泉 冲阳	阳池 内关	内关 阳池
丙	腕骨 列缺	中都 合谷	冲阳 水泉	内关 阳池	合谷 中都	通里 京骨	京骨 通里	公孙 丘墟	丘墟 公孙	列缺 腕骨	阳池 内关	水泉 冲阳
丁	冲阳 水泉	公孙 丘墟	合谷 中都	列缺 腕骨	京骨 通里	水泉 冲阳	丘墟 公孙	中都 合谷	阳池 内关	内关 阳池	腕骨 列缺	通里 京骨
戊	合谷 中都	内关 阳池	京骨 通里	公孙 丘墟	丘墟 公孙	列缺 腕骨	腕骨 列缺	水泉 冲阳	阳池 内关	中都 合谷	冲阳 水泉	通里 京骨
己	京骨 通里	水泉 冲阳	丘墟 公孙	中都 合谷	腕骨 列缺	通里 京骨	阳池 内关	内关 阳池	冲阳 水泉	公孙 丘墟	合谷 中都	列缺 腕骨
庚	丘墟 公孙	列缺 腕骨	腕骨 列缺	水泉 冲阳	冲阳 水泉	中都 合谷	阳池 内关	通里 京骨	合谷 中都	公孙 丘墟	京骨 通里	内关 阳池
辛	腕骨 列缺	通里 京骨	冲阳 水泉	公孙 丘墟	阳池 内关	内关 阳池	合谷 中都	列缺 腕骨	京骨 通里	水泉 冲阳	丘墟 公孙	中都 合谷
壬	冲阳 水泉	中都 合谷	合谷 中都	通里 京骨	阳池 内关	公孙 丘墟	京骨 通里	列缺 腕骨	丘墟 公孙	内关 阳池	腕骨 列缺	水泉 冲阳
癸	合谷 中都	列缺 腕骨	阳池 内关	内关 阳池	京骨 通里	水泉 冲阳	丘墟 公孙	中都 合谷	腕骨 列缺	通里 京骨	冲阳 水泉	公孙 丘墟
壬子	京骨 通里	列缺 腕骨	丘墟 公孙	内关 阳池	腕骨 列缺	水泉 冲阳	冲阳 水泉	中都 合谷	合谷 中都	通里 京骨	阳池 内关	公孙 丘墟
癸丑	京骨 通里	水泉 冲阳	丘墟 公孙	中都 合谷	腕骨 列缺	通里 京骨	冲阳 水泉	公孙 丘墟	合谷 中都	列缺 腕骨	阳池 内关	内关 阳池

飞腾八法说

“飞腾八法”的名称首见王氏《玉龙经》，后徐凤《针灸大全》、高武《针灸聚英》虽也有载述，但其内容除八脉八穴配九宫八卦三书相同外，对逐日按时配合干支的推算和运用法，王氏却另有阐述。据《针灸大全》中“灵龟取法飞腾针图”的记载来看，王氏的飞腾八法与灵龟八法相近处较多，是后世灵龟八法的前身，其法如下。

八脉八穴配八卦合九宫数法：详见八脉八穴配九宫八卦表。

八脉八穴配九宫八卦表

八脉	八穴	八卦		方位	九宫数
		卦	象		
冲脉	公孙	乾		西北	六
阴维脉	内关	艮		东北	八
阳维脉	外关	震		东	三
带脉	临泣	坎		北	一
督脉	后溪	巽		东南	四
阳蹻脉	申脉	坤		西南	二
任脉	列缺	离		南	九
阴蹻脉	照海	兑		西	七
五居中央，男寄于坤，女寄于艮					

日时干支配合数字运用法：见下歌诀，“甲己子午九，乙庚丑未八，丙辛寅申七，丁壬卯酉六，戊癸辰戌五，己亥属之四”。运用时，先以日干支和时干支合上歌数字，然后以日干数加日支数加时干数加时支数，以九除之，取其余数合卦定穴。如甲子日、丙寅时，则按歌诀数列成算式为：(9+9+7+7)÷9=32÷9=3…5。以5数合卦，为中央，男寄于坤卦，取申脉，女寄于艮卦，取内关。

因病施法，权宜多变说

唐代文献《千金要方》中曾云：“凡云孔穴……或一病有数十穴，或数病共一穴，皆临时斟酌作法用之。其有须针者，即针刺以补泻之，不宜针者，直尔灸之……若针而不灸，灸而不针，皆非良医也。”这种思想，虽唐代已经提出，但从唐宋文献，如《千金方》《外台秘要》《圣济总录》《太平圣惠方》等来看，却很少有具体的反映。王国瑞的《玉龙经》，在载述临床经验的《玉龙歌》与《盘石金直刺秘传》中却突出地有所反映。其原则是法随病施，权宜多变，为针灸文献中重视辨证施治的较早的典范。分别举述如下。

针灸并用：有异穴分别灸刺和同穴针灸兼施二类。如《盘石金直刺秘传》中有“尸厥：中极补、关元灸”；“眼目暴赤肿痛，眼窠红：太阳出血、大小骨空灸”；“耳聋气闭，肾家虚败，邪气攻上：肾俞灸、听会泻”；“黄疸四肢无力：中脘灸、三里泻”；“浑身发黄：至阳灸、委中出血”；“疝气：关元灸、中极灸、足三里，三阴交、大敦均泻”等，都是在一组处方中，视疾病需要与穴位性能的不同，而针灸并用的例子。又如《盘石金直刺秘传》中还有“风毒瘾疹，遍身瘙痒，抓破成疮：曲池灸、针泻，绝骨灸、针泻，委中出血”；“中风后头痛如破：百会灸、次用三棱针四旁刺之血出，合谷泻”；“伤寒寒战不已：曲池补，关元灸、针补”；“青盲雀目，视物不明：丘墟灸、针泻，足三里、委中出血”等。这种在同一穴位上针灸兼施的用法，在古今针灸文献中均比较少见，是王氏独特的学术思想。

补泻兼施：也有异穴分施补泻和同穴补泻并用二类。

如《盘石金直刺秘传》中有“妇人血气痛：合谷补，三阴交泻”；“伤寒小便不通：支沟泻、水道、阴谷泻”；“口风头晕面赤不欲人言：攒竹泻、三里泻，未愈泻合谷、风池”等。这种处方形式，对元以后针灸文献影响很大，奠定了近代针灸临床处方学的基础。

在《玉龙歌》中常有一些兼用补泻的记载，如鼻渊刺上星，用先泻后补法；头风刺风池用先补后泻法；脚肿刺昆仑、申脉应泻多补少；脾疾翻胃刺中脘应多补少泻等。在《盘石金直刺秘传》中也有类同的记载，这种思想是后代发展综合手法的基础，而先补后泻，多补少泻；先泻后补，多泻少补的方法，则是后代文献中"阳中隐阴"和"阴中隐阳"法的先河。

一针多穴：透穴针刺，重视针刺方向的经验也首推王氏《玉龙经》，如《玉龙歌》中"头风偏正最难医，丝竹金针亦可施，更要沿皮透率谷，一针两穴世间稀"。再如头风刺印堂时"针一分沿皮先透左攒竹，补泻后转归原穴，透右攒竹，依上补泻"；头风痰饮，刺风池时注明"横针一寸半，入风府"；眉目间痛刺攒竹注明"沿皮向鱼腰"；刺头维注明"沿皮向下透至悬厘（原作悬钟，应为悬厘）"等。这种一针多穴透刺的方法，必须十分重视针刺的方向，给近代针灸临床以很大的启发。

交经互刺：王氏上承《内经》有关"巨刺"和"缪刺"的思想，运用交经互刺的方法也是比较突出。如《盘石金直刺秘传》中对中风半身不遂的治法，主张"先于无病手足针宜补不宜泻，次针其有病足手，宜泻不宜补"；对头风偏痛不可忍，半边口燥热，取解溪穴时注明须"左疼取右，右疼取左"；对胸胁疼痛，语言咳嗽难，不可转侧，取支沟时注明"右疼泻左，左疼泻右"等，均是窦汉卿《标幽赋》中"交经缪刺，左有病而右畔取"思想的继承和运用。

王国瑞发展按时选穴，创立"飞腾八法"理论，影响甚大。其针灸并重、补泻兼施、透穴针法、交经互刺等说，对临床有着重要指导意义。

22　徐凤的针灸学说

徐凤（14世纪），字廷瑞，号泉石，今江西弋阳县石圹人。曾于1400年向倪孟仲、彭九思学针灸，传习窦汉卿针法。著《针灸大全》一书，约成书于1439年。书中载《金针赋》，突出反映了徐氏对针刺手法的深刻研究，他盛称此赋的应用价值，在序言中提到应用于临床而"百发百中，无不奏效"。徐氏的针灸学术，是与当时流行于今江西地区的席弘学派学术思想分不开的，从《针灸大全》首先转载《席弘赋》可见他对席氏的推崇。

徐氏的针灸学术特点，主要有以下两个方面。

飞经走气，补泻捷法说

徐氏重视针刺手法，在他著作《针灸大全·金针赋》中突出反映出来。他在载述《金针赋》时说"观夫针道，捷法最奇"，又在《金针赋序》中称各种手法乃撮取"梓岐风谷，飞经走气补泻之法"而成。

关于《金针赋》，又名《梓岐风谷飞经走气撮要金针赋》，据称为其师倪、彭二公所传，撮其简要，编集成文。赋中载述了多种复式手法，把它融为一体，加以发挥。他首先在赋文前半部总论中诠释了窦氏手指补泻十四法，后又载述使"气至病所"的"调气法"［近人称"行（运）气法"］用捻转、按压、插针等操作法来控制针感传导，后二者徐氏称为"龙虎升腾"

和“纳气之法”,近人统归属于复式手法中。赋文的后半部分,徐氏列述了八种复式手法,计有:烧山火透天凉、阳中隐阴、阴中隐阳、子午捣臼,进气法、留气法、抽添法、并龙虎交战法,实为九法。再后论“通关过节”“飞经走气”法,即青龙摆尾、白虎摇头、苍龟探穴、赤风迎源四法,使复式手法达到了十五种之多,(纳气法与抽添法重复)奠定了针刺手法理论基础。

按时选穴,灵龟飞腾针说

徐氏推崇按时选穴的学说,并对此有所发展和创造。他的著作《针灸大全》所载的“子午流注针法”“灵龟八法”“飞腾八法”,为后代讨论按时选穴者所宗法,转载于《针灸聚英》《针灸大成》《针方六集》等书中,是目前临床应用按时选穴法的准绳。

徐氏诠释子午流注意义,编撰“逐日按时定穴诀”,确定血归包络、气纳三焦的纳穴规律和阴经的返本还原穴位。“子午流注”之名,虽出《子午流注针经》,但对其命名意义的全面解释,则始见于《针灸大全》。徐氏诠释说:“夫子午流注者,刚柔相配,阴阳相合,气血循环,时穴开阖也。何以子午言之,曰子时一刻,乃一阳之生,至午时一刻,乃一阴之生。故以子午分之,而得乎中也。流者往也,注者住也。”子午是昼夜阴阳转化的枢纽,概括了阴阳的变化和时间的推移,意指阴阳时间的运转而言;流注指气血流行的去、留关系,流往者为阖,注住者为开,清楚地阐明了子午流注以时间推移的变化为推算经络穴位气血开阖依据的概念,是对子午流注定义的阐发。

在《子午流注针经》中对逐日按时开穴的规律卷上、卷中与卷下所列方法不同,前者所列为一时相生五度,依次开井荥俞经合五穴,一日十二时,开完十二经六十个五输穴;后者一时一穴,阳经开阳穴,阴经开阴穴,五日一周,开完十二经六十穴。两者原则相同,而方法各异。使人无所适从,徐氏有鉴及此编成——“子午流注逐日按时定穴诀”,顺口传诵,按时取穴,对推广此法起了积极的作用。

《子午流注针经》中虽提出了“阴日血归包络”“阳日气纳三焦”的纳穴原则,但对十干日的具体所纳穴位却没有记载,使人临诊无法应用。徐氏在“逐日按时定穴诀”中对此做了补充,即按阳干阳日纳生我之母穴,阴干阴日纳我生的子穴。如甲为阳日属木,纳三焦经生我(水生木)之母穴液门(荥水);乙为阴日也属木,纳心包经我生(木生火)之子穴劳宫(荥火)等。《子午流注针经》卷下“针经井荥歌诀”仅有腑(阳)经返本还原穴的记载,没有脏(阴)经返本还原的穴位,徐氏做了补充,至此子午流注选穴的方法才臻完备。

同时,徐氏发展八脉八穴按时选穴学说。倡用灵龟八法与飞腾八法,继王国瑞之后,他将《洛书》九宫理论和窦默流注八穴相结合,发展成为灵龟八法与飞腾八法两种选穴法。前者与王氏《玉龙经》所载之“飞腾八法”类似,干支并用来推算开穴,后者仅用时干合卦定穴,故后人称为奇经纳甲(干)法,虽名与王氏飞腾八法相同,而内容则是另一种方法。这两种方法均已在《治疗学》中讨论,此间不做具体介绍。

对徐氏爵里、《金针赋》作者,是个尚有争议的问题,留待以后探讨。从《针灸大全》一书的内容看,可知作者有注重针法和按时选穴以及喜用歌赋体裁编写针灸学内容的倾向,都对后世影响甚大。

23 汪机的针灸学说

汪机，字省之，别号石山，明代安徽祁门人（1463—1539 年）。幼为邑诸生，性至孝，因思事亲者不可不知医，复精于医。其医学私淑于朱丹溪，却不尽相同，而有所发挥。汪氏以调补气血为主导，却又偏重于气的调理。在针灸学术上也很有建树，诸如经络腧穴、诊察手法等都有独到之处，尤其在当时的历史条件下，观察到瘢痕对经气传导的影响，如“一医为针临泣，将欲接气过其病所，才至灸瘢，止而不行”。更为可贵。著作有《素问抄》《外科理例》《石山医案》《针灸问对》《运气易览》《痘治理辨》《伤寒选录》《推求师意》《本草会编》《脉诀刊误》等。

《针灸问对》，全书三卷。提出 53 个问题自问自答，针对针灸学中一些基本而又疑难的问题进行答疑，所论有理有据且有发挥。对有争议的问题，多能提出自己的意见。

《外科理例》，全书共分七卷，附方一卷，详述痈、疽、疮、疡等外科疾病。他据《内经》“膏粱之变，足生大疔”的看法，认为外科病虽然多数表现在外，而根本在内，并专立《痈生原于脏府》一节加以说明。故在外科病初期，当以内消法为主，一旦成脓，则应及时开破。所以针灸方法使用较多。本书医案中，就有 167 例与针灸有关。除了专门论述隔附子灸、隔蒜灸之外，还运用了隔豆豉饼灸、隔木香、生地灸、隔香附灸。另外，骑竹马灸、桑炭灸、蒸脐、熏洗、热手熨等法也颇具特色。在针刺上，除了针、砭之外，还运用磁锋、气针、火针、燔针、铍针等，是一本理论和临床紧密结合且广用针灸方法的外科专书。

疮汤须分经络说

汪氏说：“《素》《难》所论针灸，必须察脉以审其病之在经在络，又须候气以察其邪之已至未来。”本着他对古经典著作的学习体会，在临证之时，很重视经络腧穴的诊疗作用。在外科病的诊察上，提出“背上九处不可病痈”，此九处为玉枕、项节、崇骨、五脏、肺俞、肝俞及膈俞、肾俞、后心鸠尾、鸠尾骨穴，多与经络所过，腧穴所在有关。在“辨藏府内疮十三”中，对五脏六腑之痈，均用其募穴有隐痛，作为诊断的主要依据。在症状的认识上，也以经络循行特点进行分析。如肺痈主胠满，其原因是“其脉支别者，从肺系横出腋下，故喘而两胠满”。在治疗上，将外科病的发病部位与经络循行联系起来，以确定腧穴的选取。如：“从背出者，当从太阳五穴，选用至阴、通谷、束骨、昆仑、委中；从鬓出者，当从少阳五穴，选用窍阴、侠溪、临泣、阳辅、阳陵泉；从髭出者，当从阳明五穴，选用厉兑、内庭、陷谷、冲阳、解溪；从脑出者，则以绝骨一穴。”背、鬓、髭分别为足太阳、足少阳、足阳明经脉所循，故在这些经脉上选穴。汪氏对此总结为“痈疽初发，必先当灸之，以开其户，次看所发分野属何经脉，即内用所属经脉之药，引经以发其表，外用所属经脉之俞穴针灸，以泄其邪，内外交治，邪无容矣”。他还用医案举例说明分经诊疗疾病的重要性。如“一人年三十，左腿外廉红肿；一人年四十，胁下红肿，二人皆不预防本经少阳血少，孟浪用大黄攻里而死”。腿外廉及胁下，皆少阳经脉所循之处，少阳经多气少血，用攻下破气之法，故见逆危之状。此时若能补形气，调经脉，疮当自消。为此他说：“诸经惟少阳厥阴生痈，理宜预防，以其多气少血，血少肌肉难长，疮久不合，必成死证，或者遽用驱毒利药以伐阴分之血，祸不旋踵，才得肿痛，参之脉证，若有虚弱，便与滋补，气血无亏，可保终吉。”由以上可见，在诊疗的各个方面，他均以经络腧穴理论为基础，用以认识疾病和提高治疗水平。

治病无定穴说

汪氏重视经络腧穴理论的诊疗作用，但却不刻舟求剑，泥“某穴主某病”之说，他说：“邪客于人，与正周流上下，或在气分，或在血分，无有定止”，若医生不深究病因，不察传变，惟以某些穴治某病，胶柱不移，按谱施治，“譬之狂潦泛溢，欲塞下流而获安者，亦偶然耳。”他的“治病无定穴”论，是根据病情表现，“审经与络，分血与气，病随经所在，穴随经而取，庶得随机应变之理”。即便是某些穴位对某病有效，但掌握不当而勉强用之，则往往反之为害。如膻中、鸠尾、中庭治心痛，若病情诊断不确，部位掌握不准，刺中心脏，则死不可救。可见，“治病无定穴”论，并非不要穴位，而且更加强调掌握穴位的准确性与运用穴位的机变能力。从他在《外科理例》一书与针灸有关的医案中可以看出，大量医案是随病所在而针灸的。如“一儿周岁患丹毒，延及遍身如血染，用磁锋击刺，遍身出黑血，以神功散涂之，服大连翘饮而愈”。其环跳穴处疼痛一证，就有四种不同治法，一是环跳穴处患附骨疽，用针刺出脓的办法治疗；一是环跳穴处患附骨疽，用豆豉饼灸患处治疗；一是因痢骤涩，环跳穴作痛，用刺委中出黑血治疗；一是环跳穴痛，但脓未成，则不用针灸而用内托黄芪酒煎汤治疗。可见，“治病无定穴”论，即固定的穴位，机变的用法，包括了一穴多治，多病一穴的辨证思想。故汪氏又说：“夫圣人之于针，非经络孔穴，无以教后学，后学非经络孔穴，无以传之师，苟不知通变，徒执孔穴，所谓按图索骥，安能尽其法哉。故曰：‘粗守形，上守神，粗守关，上守机，机之动，不离其空中。’此之谓也。”

针刺属泻法说

汪氏宗丹溪之意，认为针法浑是泻而无补。其理由有二：其一为“针乃砭石所制，既无气，又无味，破皮损肉，发窍于身，气皆从窍出矣，何得为补？”这是从针具本身的特点而说的，因为补法用于虚证，汪氏以《内经》所说：“阳（形）不足者，温之以气；阴（精）不足者，补之以味。”而认为只有有气有味之物，才能起到补的作用。针具乃铁石所成，无气无味，故不具有补的作用。所以，汪氏引“经曰：气血阴阳俱不足，勿取以针，和以甘药是也”之说为证，说明病人虚弱需补之时，只能应用甘药，而不能用针。其二为“夫写，固写其盛也；于补亦云，宣不行之气，移未复之脉，曰宣曰移，非写而何？”汪氏认为经典著作中所言之补为“经中须有补法，即张子和所谓祛邪实所以扶正，去旧实所以生新之意也”。根据这种思想，汪氏在《外科理例》中反复强调，脓已成作痛者针之，以祛邪扶正。在用针的医案中，基本上都是攻破去脓、去瘀，开泄以去滞的方法。如“一人嗜酒与煎煿，年五十余，夏初左丝竹空穴忽努出一角，长短大小如鸡距而稍坚，予曰：此少阳所过，气多血少，未易治也，须断肉味，先解其食毒，针灸以开泄其壅滞。彼不听，以大黄、朴消、脑子等冷药盒之，一夕豁开如酱蚶，径三寸，二日后蚶中溅血高数寸而死”。由于攻破，开泄时，所用手法不复杂，所以汪氏对针刺手法不太重视。虽然他收集和介绍了不少针刺手法，但多数持否定态度，如他介绍“三才法”之后说：“赋言内（纳）针作三次进，出针作三次退，与经文徐而疾，疾而徐之意，大不相合，且针出内而分三才，肉厚穴分，用之无碍，肉薄去处，法将何施？”所以他认为：“证之于经，则有悖于经，质之于理，则有违于理，彼以为神，我以为诡，彼以为秘，我以为妄。”汪氏这种看法虽有偏激之处，但其攻邪扶正的思想在临床上都是值得重视的。

砭灸宜治疮疡说

汪氏的临床经验十分丰富，在他的著作中，各类医案均有较多收集，尤其擅长外科疾病用砭灸法治疗，如痈疽“已成脓者，唯砭石铍锋之所取也”。“以调其络脉，使复其形而不肿，缪刺者，不分隧穴而刺之”。在灸法的运用上，他强调灸法主要用于沉寒痼冷、阳绝、阳陷等类疾病上。在《外科理例》中的医案也多有记载，如“一人年逾四十发背，心脉洪数，势危剧……骑竹马灸，灸其穴，是心脉所游之地，急用隔蒜灸，以泻心火，拔其毒，再用托里消毒而愈”。心脉洪数，本属心火炽盛，用骑竹马隔蒜灸以拔毒泻火，对热证用灸，是一个发展。又如“一人年逾五十，患已五日，焮肿大痛，赤晕尺余，重如负石，势炽……遂先砭赤处，出黑血碗许，肿痛背重皆去，更敷神效散及服仙方活命饮二剂，创口及砭处出黑水而消”。这又是先用砭法出血，以顿挫病势，然后施以药物治疗而获效的案例。

总之，汪机在针灸理论与临床上均有建树，为针灸学的发展作出了较大贡献。从《针灸问对》一书来看，说明汪氏对许多问题都有自己的独特见解，其《外科理例》一书，也反映了他用针灸治疗外科疾病的成就，这些都是十分可贵的。

24　李梴的针灸学说

李梴（16 世纪），号健斋，今江西省南丰县人。明代隆庆五年（1571 年）开始编撰《医学入门》，用了四年时间写成。卷首有正背面孔穴图各一帧，并载井、荥、俞、经、合歌，本书卷一多为针灸内容，特别是其“杂病穴法”歌，流传甚广、影响颇大。

李氏的针灸学说主要有以下几个方面。

明穴法，精简针刺说

在《医学入门》论“神针大要有四”中首先提出“明穴法”的观点，他的穴法论，据解释为“周身三百六十穴、统于手足六十六穴，六十六穴又统于八穴”，故李氏主张临床宜重点应用这些穴位。他在《医学入门・穴法论》中重点讨论了五输穴与八脉交会穴，并附《杂病穴法歌》一首，介绍了他的临床经验。

李氏的穴法理论，很重视经络学说的指导作用，所谓“各经之病而取各经之穴者，最为要诀”。但又认为可“不拘于流注”，用“因其病之所在而针之”的近部选穴法，这在《杂病穴法歌》中也有较多反映。

李氏的穴法思想，还反映在用穴精简这一点上，他说：“百病一针为率，多则四针，满身针者可恶。”《医学入门》列出“治病要穴”与“治病奇穴”两节，前者列举临床常用经穴九十多个，后者列举常用经外奇穴十余个，并对这些常用穴位的主要作用及主治病证均一一做了载述，精简扼要，重点突出，体现了“尚精简”的学术思想。

重手法，创多元阴阳迎随补泻说

李氏也重手法，他在《医学入门》论“神针大要有四”中，有两节内容（“迎随”与“飞经走气”)重点讨论手法,并认为是“神针”的二大纲要。

他认为“迎随”是针刺手法中的第一纲要,指出“迎随一差,气血错乱”。所谓“迎随”,李氏认为应泛指逆顺的关系而言,顺者为随为补,逆者为迎为泻。并根据针刺捻转的左右,手足的上下、左右,经脉,呼吸,男女,午前午后、数序的奇偶等阴阳属性,结合经脉循行与针刺方向的顺逆,创立了一种多元阴阳迎随补泻法,是继何若愚之后对针向迎随补泻的又一阐发。李氏将捻针左转、手、左侧、阳经、呼气、男性、午前、奇数归属于阳;捻针右转、足、右侧、阴经、吸气、女性、午后、偶数归属于阴。以病者固有的手、足经脉左右侧的阴阳综合属性,与医者操作时捻针左右、呼气吸气的阴阳属性为依据。凡阳与阳相顺为随为补,阳与阴相逆为迎为泻;阴与阴相顺为随为补,阴与阳相逆为迎为泻。手三阴与足三阳远心而行,针向内下为顺随为补,手三阳、足三阴向心而行,针向外上为顺随为补;反之为迎逆为泻。按此原则演绎成一种复式补泻法,见下表:

李氏多元阴阳迎随补泻表

病者固有条件			医者操作条件					
			补(随)法			泻(迎)法		
肢别	经别	属性	捻　转	呼吸	针向	捻　转	呼吸	针向
左手	阳经	阳中之阳(+)	大指向前 食指向后(左转)	呼	外上	大指向后 食指向前(右转)	吸	内下
	阴经	阳中之阴(-)	大指向后 食指向前(右转)	吸	内下	大指向前 食指向后(左转)	呼	外上
右手	阳经	阴中之阳(-)	大指向后 食指向前(右转)	吸	外上	大指向前 食指向后(左转)	呼	内下
	阴经	阳中之阴(+)	大指向前 食指向后(左转)	呼	内下	大指向后 食指向前(右转)	吸	外上
左足	阳经	阴中之阳(-)	大指向后 食指向前(右转)	吸	内下	大指向前 食指向后(左转)	呼	外上
	阴经	阳中之阳(+)	大指向后 食指向前(左转)	呼	外上	大指向后 食指向前(右转)	吸	内下
右足	阳经	阴中之阳(+)	大指向前 食指向后(左转)	呼	内下	大指向后 食指向前(右转)	吸	外上
	阴经	阴中之阳(-)	大指向后 食指向前(右转)	吸	外上	大指向前 食指向后(左转)	呼	内下

附注　1. 男子午前属阳,左转呼之为补,右转吸之为泻,午后属阴,操作相反。女子午前属阴,右转吸之为补,左转呼之为泻,午后属阳,操作相反。

2. 九为奇数属阳,补时用九数,六为偶数属阴,泻时用六数,子后属阳,宜用九数;午后属阴,宜用六数。

3. 医生均以右手施术,呼吸指病人在转针时而言。

李氏还认为“飞经走气”亦不外于子午迎随。意即“飞经走气”各法,其总的原则也离不开阴阳(子午)与逆顺(迎随)两大因素。以此为根据,李氏师承庐陵欧阳氏的经验,对窦默手指补泻十四法与烧山火、透天凉、龙虎交战、阳中隐阴、阴中隐阳、进气法、留气法、子午捣臼法、龙虎交战法、青龙摆尾法、白虎摇头法、赤风迎源法、苍龟探穴法等做了诠释，别具一格，自称可作“初学开关救危之用”，颇有参考价值。

重开阖，创多元子午流注开穴说

李氏指出：“燕避戊巳，蝠伏庚申，物性且然，况人身一小天地乎。”认为生物界与时间的因素是一个不可忽视的条件，所以他认为“缓病必俟开阖”。同时他还认为子午流注“按日起时，循经寻穴，时上有穴，穴上有时。分明实落，不必数上衍数”，所以主张“宁守子午，而舍尔灵龟也”。以子午流注的开穴方法来取代灵龟、飞腾各法。从这一观点出发，他将子午流注的开穴规律从徐凤“逐日按时定穴诀”中一时一穴的一元开穴说，演绎成一时开六穴的多元开穴说。其法以徐氏歌诀中的逐日按时开穴为基础，加上相合的夫妻经与相生的阴阳，母经和子经的相应五输穴，六穴同用，大大丰富了子午流注的开穴内容，如甲日甲戌时，徐氏歌诀中应开胆经的井穴窃阴，李氏将其演绎成同时开相合夫妻经脾经（甲己相合）的井穴隐白，我生的阴阳子经（火经—木生火）小肠经（丙火）的井穴少泽，心经（丁火）的井穴少冲，我生的阴阳母经（水经—水生木）膀胱经（壬水）的井穴至阴，肾经（癸水）的井穴涌泉。余类推。发展了子午流注开穴学说。

重元气，用灸养生防病说

灸法用于养生防病，本在孙思邈的著作中已经谈到。但在方法上，李梴根据当时民间所传（据称“盱江吴省斋公録赠”），对孙氏理论有所发展《医学入门》卷一载“炼脐”一法，用射香、丁香、青盐、夜明砂、乳香、木香、茴香、没药、虎骨、蛇骨、龙骨、硃砂、雄黄、白附子、人参、附子、胡椒、五灵脂、槐皮、艾叶等为末填脐中，上盖槐皮，置艾绒施灸五六十壮，使遍身出汗。如不汗，三五日后再灸一百二十壮。称此方不但可治劳疾，“凡一年四季，各熏一次，元气坚固，百病不生”。“凡用此灸，则百病顿除，益气延年”。并说：“人常依法熏蒸，则荣卫调和，安魂定魄，寒暑不侵，身体可健，其中有神妙也。”他还强调灸法有温、清、补、泻之功，谓“药之不及，针之不到，必须灸之。”这种观点是他重视温灸以保元气的体现。

李梴的针灸学说，发展了何若愚及席弘针派的理论，他的取穴尚精简、炼脐防病说等，仍值得重视。

25　薛己的针灸学说

薛己（约1488—1558年），字新甫，号立斋，江苏苏州（吴县）人，明代著名医学家，世医出身。《苏州府志》称其“性颖异，过目辄成诵，尤殚精方书，于医术无所不通，正德时选为御医”。他的学术思想，源于张元素的脏腑辨证学说，又以李东垣的脾胃论为核心，对脾胃与命门十分重视，临床医案中多见脾肾同治的经验，是易水学派主要的私淑者和继承人。

薛氏的医学著作，有自著、注释、辑集医书二十四种，后人汇集称《薛立斋医案全集》，内容包括临床各科。又据《医籍考》载，元代胡元庆《痈疽神秘灸法》一卷，由薛己补校。

薛氏善用砭灸法治疗外科疾病，其经验可在他的著作《外科发挥》等书中见到。

针砭决脓放血

薛氏认为很多外科病，若脓成长痛，或毒气宜速去者，均宜采用决脓，或放血的办法，须“急针之”。他引前人之说“凡疮，若不针烙，毒结无从而解，脓瘀无从而泄”，所以主张“开户以逐之”，并认为“紧要之地，若一有脓，宜急针之，使毒外发，不致内溃”。而决脓放血的工具，为《内经》九针中的铍针或细磁片。其针刺部位是在病变周围、病变部位或经络远端。在病变周围进行针刺的方法，如《外科发挥》中用“针疮四畔去恶血”。恶血去则邪毒去，使疮毒无从发展。在病变部位进行针刺的方法，如在治丹毒时，薛氏说“丹有数种，治有数法，无如砭之为善，常见患稍重者，不用砭法，俱不救也”。并举一案为例：“一男子患丹毒，焮痛便秘，脉数而实，服防风通圣散不应，令砭患处，去恶血，仍用前药即愈。”在经络远端用针砭放血曾为不少医家所用，薛氏尤为重视。如刺少商治咽喉肿痛，他甚至认为“尝见此证，不针刺，多致不救”。并举一案为：“一男子咽喉肿闭，牙关紧急，针不能入，先刺少商二穴，出黑血，口即开；更针患处，饮清咽利膈散，一剂而愈。”砭法一般用于实证，薛氏对虚证应用此法持慎重态度，如其《疠疡机要》中述一人因兼心虚不能砭刺，待进补药之后“元气渐复”，方行砭刺。

艾灸补阳促脓

运用灸焫法补阳促脓以治疗外科疾患，前代医家虽有运用，但使用范围比较狭窄，方法往往不够具体，薛氏在前人的基础上有所发挥。他在《外科发挥》中记述了运用灸法治疗“肿疡”“溃疡”“发背”“脑疽”“鬓痈”“疔疮”“臀痈”“脱疽”“瘰疬”“流注”“杨梅疮”“悬痈”“疯犬咬伤”等病证，并列举了不少验案加以证实，理论与实践相结合，发展和扩充了灸治外科疾患的经验，薛氏认为灸焫法可以达到补阳气使阴肿成脓，以达到一决而溃的目的；还可以散瘀结，行气血，使肿痛得消；补阳行气以扶正去邪，使邪毒不得内陷，而终至外出。如薛氏认为凡痈疡焮痛，或不痛及麻木，系邪气盛实之故，应用隔蒜灸，必须灸至不痛者知痛，痛者至不痛，方可使邪毒随火而散。并说“肿硬不作脓，焮痛或不痛，或微痛，或疮头如黍者，灸之尤效。亦有数日色尚微赤，肿尚不起，痛不甚，脓不作者，尤宜多灸，勿拘日期”。他还举一案为：“一男子内股患毒，肿硬痛甚，不用脓，隔蒜灸五十余壮，势退七八；以仙方活命饮，四剂而脓成；用十宣散六剂，脓溃而愈。”又如痈疡瘀肉不腐，薛氏认为是阳气不足而致，须大补阳气才能治愈，并举案为：“一男子（疡）溃而瘀肉不腐，以参、芪、归、术，峻补气血，更以桑木灸之，腐而愈。”又如治疯犬咬伤，他遵《肘后方》法认为“宜先去恶血，灸咬处十壮，明日以后灸一壮，百日乃止”，以祛除毒血。

在运用灸法时，他对隔物灸也颇为重视，在去毒时多用隔蒜灸，如治疯犬咬伤即是；在峻补阳气之时多用隔附子饼灸，他说：“肿下软漫，脓稀者，虚也。”用附子饼灸。如“一男子腿患溃而不敛，用人参养营汤及附子饼（灸），更以补剂，煎膏药帖之，两月余而愈”。在散邪毒行水气时可用豆豉饼灸，如治悬痈久而不敛者，即是用此法并服十全大补汤。

可见，薛氏无论对针刺法或灸焫法，均有自己较为成熟的见解，并在外科病中广泛地使用，且取得了较好的疗效。其中针刺法多用于外科急证，且以破脓放血的攻破法为主，通过泻邪的作用，达到治疗效果。有时为了使毒血快出、出尽，他甚至主张“令急吮去毒血”。陈实功根据他提出的针刺方法，用以治疗红丝疔。其法是，用针于红丝尽处挑断出血，寻至初起疮上挑破，俱用蟾酥条插入，膏盖，内服汗药。薛氏的灸焫法取其补泻两方面的作用，以治疗阴阳证。肿痛痈疡，他用隔蒜灸杀毒散邪；疡肿内陷，他用隔附子饼灸托里促脓。陈实功根据针灸攻补阴阳的思想，发展为部位分治的方法。如“初起项以上者，三阳受毒，必用铍针刺入疮心四、五分，挑断疔根，令出恶血”“如项之以下者，三阴受毒，即当艾灸，灸之不痛，亦须针刺”。这样针刺配合灸焫，以提高疗效。薛氏在用针灸治病时，多与药物配合使用，但并非治疗方法的简单重叠，如用附子饼灸以温阳，则合以十全大补汤等补气血之药，共奏温补的作用，又如咽喉肿痛发热便闭，“表里俱实病也，宜解表攻里。如证紧急，更刺患处，或刺少商穴”，以泻邪气，而合清咽利膈散以达到清泻邪毒，以救危急的目的，后世外科医生为了治疗危急症，也据此多配合外敷及内服药物，并发展为后世治疗疔毒的大法。

薛氏重砭灸，是其主要学术倾向，从《保婴撮要》《外科精要》《外科心法》《外科发挥》中可见，其砭刺法多用于外科、儿科、喉科；灸法以隔物灸居多，偶然也用到骑竹马灸、著肉灸等，不少内容与汪机有类似之处。

26　高武的针灸学说

高武，号梅孤，明代（约15—16世纪）四明（今浙江鄞县）人。《鄞县志》称其“负奇好读书，凡天文律吕，兵法骑射，无不闲习”“嘉靖中北上考武举，晚乃专精于医，治人无不立起，曾慨近时针灸多误，手铸铜人三，男、妇、童子各一，以试其穴，推之人身，所验不爽毫发”。在治学上“复取素、难而研精之，旁究诸家”，先后编著《针灸素难要旨》《针灸聚英》两书，对后世针灸学术影响颇大。

《针灸素难要旨》又名《针灸节要》，刊行于嘉靖丁酉年（1537年），凡三卷。系节取《灵枢经》《素问》《难经》有关针灸经文，重加编次而成。因历来节录《内经》而成书者，往往详于藏象病机，脉要诊候，而独略于经脉刺灸，故高氏在本书中除对经文进行收集注释外，还对十二经、奇经八脉、十五络脉等经脉和刺灸法“节要立题分类，以便记诵”。总之，此书探源明理，对针灸学术思想进行了系统介绍。

《针灸聚英》，又名《针灸聚英发挥》，刊行于嘉靖己丑年（1529年），全书共四卷。据高氏自序说：“不溯其原，则昧夫古人立法之善，故尝集节要一书矣。不穷其流，则不知后世变法之弊，此聚英之所以纂也。”故其中收集前人针灸精粹，以体现本书聚英之意，对前人叙之不全，未能尽意者，高氏“间或发挥一二”。如确立取穴法，对前人的某些不合经典著作原意的，加以重新解释等。显然，其原意是配合《针灸节要》一书，从《内经》《难经》的源，论述后世的流，以达到知源明流的目的。

崇经典　善权变

高氏除有《针灸素难要旨》，对经典著作专门研究之外，在《针灸聚英》一书中，还广取前人之长，引用各类文献达十六部之多，在书中还引叙了《伤寒论》《医经小学》《玉机微义》《卫生宝鉴》以及刘河间、李东垣、张从正、朱丹溪等名家的看法和论述，使文出有据，言之有理。但他对前人的东西并不盲目搬用，而是结合自己的临床经验和学术见解予以阐发与评注。如他对《素问》以来的著作中提出的禁针禁灸穴就发表了自己的看法。他说：“一穴而有宜针、禁针、宜灸、禁灸者，看病势轻重缓急，病轻势缓者，当别用一主治穴以代之；若病势重急，倘非此穴不可疗，当用此一穴。若诸书皆禁针灸，则断不可用矣。”可见高氏的看法既有灵活性，又有原则性。对壮数的多少，高氏也说：“皆视其病之轻重而用之，不可泥一说。”在取穴方面，他注重骨骼标志，提出“先将瘦人量取穴，后再依法量肥人”，如肾俞一穴，《千金》注云，以平脐为准来量取穴位的位置。但高氏认为“肥人腹垂则脐低，瘦人腹平则脐平”，因而仅以平脐为准，则不一定可靠。又前人取四花穴，是以口、脚的部位长短为准来量取的，高氏认为这种方法是“为粗工告也”而“今只依揣摸脊骨膈俞、胆俞为正”，均强调应以骨骼标志为恰当。对前人的论著，除了以自己见解分析正误之外，还用《素问》《难经》作为论证的依据，凡是与《素问》《难经》相违背的，高氏均认为不可信。如对男女气血上下分之，他说：“因非素难意，亦不必然也。”还有“咒法非《素问》意……未足信”。而人身左右补泻不同的看法“已非《素问》意……廖之甚也。”等等。

十二经是动所生病补泻迎随说

高氏对金元以来发展的按时选穴学说虽也很重视，但并不拘泥于时说。他在《针灸聚英》中除将子午流注列为专节介绍，并将阎明广《子午流注针经》中所列两种开穴方法与徐凤《针灸大全》中“逐日按时定穴诀”相并纂立，以示三说并存，同时主张废弃当时流行的“按时用穴”，倡用“定时用穴”法。在这种思想的指导下，创立了一种“十二经是动所生病补泻迎随说”（或称“十二经病井荥俞经合补虚泻实”法），即近人所称“子午流注法纳支（子）法”。

高氏认为子午流注（纳甲法）深奥难懂，加以因师传不同，方法各异，使后人在学习和理解上都有困难。岂因拘泥于旧说“妄言今日某日，某时其穴开，凡百病皆针灸此开穴；明日某日，某时其穴开，凡百病针灸明日开穴，误人多矣”。指出按时用穴，往往延误病情，故而认为“皆为旁溪曲径”，而非正宗，主张予以废弃。高氏的见解认为必须“使人知某病宜针灸某经某穴，当用某日某时开方针”。即先知病，后定经穴，最后决定选用该经该穴的开穴时辰，进行针灸，就是近人所称“定时用穴”法。

基于以上的观点，高氏将《难经·六十九难》的子母补泻法与宋元时代医家发展的“地支十二属”（见《扁鹊神应针灸玉龙经》）相结合，并根据《灵枢·邪客》篇中“因冲而写，因衰而补”的原则，创立了一种以十二经脉配属十二地支时辰，以《灵枢》平旦（寅时）营卫各行五十度而大会于手太阴肺经的认识，按十二经脉流注的次序，一时辰一经脉相配合，再依《难经·六十九难》中“虚者补其母，实者泻其子”的原则，当流注时辰到达，经气旺盛时，取子穴用泻法；流注时辰已过，经气虚衰时，取母穴用补法，并以《灵枢·经脉》篇中所载十二经脉的“是动、所生病”及“寸口、人迎”脉诊法为依据，来辨别十二经脉的虚实病态，施用这种按时补泻的方法，所以称为“十二经是动所生病补泻迎随”法。又因其所选用的都是十二经的五输穴，所以又名“十二经病井荥俞经合补虚泻实”法。近人所用“子午流注纳子法”，不受十二经脉是动所生病病候的限制，仅取其流注时辰与子母补泻用穴的方法，可以视为高氏立法的灵活运用。

高氏两部针灸专著，至今犹受到广泛重视；其铸造铜人三具，也发展了王惟一经穴直观教学法；至于创十二经是动所生病补泻迎随说，则进一步完善了按时选穴理论。因此，高氏对针灸学的贡献是不小的。

27　杨继洲的针灸学说

杨继洲，字济时，祖籍三衢（今浙江省衢县六都），明嘉靖万历间（约 1522—1620 年）针灸家。据《卫生针灸玄机秘要》王国光叙称，他“幼业举子，博学绩文”，“祖父官太医，授有真秘”，明世宗朝，“待内廷，功绩懋著……声名籍甚”，又据《针灸大成》“请益”谓：“太医院医官继洲杨氏……”可见杨氏家学渊源，曾在太医院任职医官，声望甚高。后因巡按山西监察御史越文炳患痿痹，药未奏功，于京都延请他前往应诊，“至则三针而愈”，当时杨氏出示家传《卫生针灸玄机秘要》，文炳感“诸家未备”，乃“复广求群书”，并委派幕客靳贤为选集校正，协助增补前贤针灸论著，再加上杨氏的理论和经验，成为《针灸大成》一书，然后为之付梓传播。

《针灸大成》是一部蜚声针坛的历史名著，自 1601 年问世以来，至今尚有 47 种版本。其翻刻次数之多、流传之广、影响之大、声誉之隆，都是罕见的。

从《针灸大成》可以看出，杨氏对针灸医学造诣不凡。书中所述，大多见解客观，主张正确，理论精辟。如针灸药物按摩并重、针法灸法并重，穴法手法并重等观点，至今犹为学者推崇。此外，对针刺得气、手法、透针法、疗程、晕针等问题，也有不少独特发挥，这些都是他声名赫赫，历数百年而不衰的原因所在。

针灸药物按摩并重

中医治疗手段方法很多，各自均有其特长而不可偏废，本来已成定论。然而到了明代末年，出现了崇尚药物而废弃针灸的倾向。故赵文炳《针灸大成》序言谓：“迩来针法绝传，殊为可惜！”杨氏为了挽回颓势，反复论证了“针灸药不可缺一”的论点。

第一，指出针灸药物各有所长，不能互相取代。在“诸家得失策”中云：“其致病也，既有不同，而其治之，亦不容一律。”并进一步指出：“疾在肠胃，非药饵不能以济；在血脉，非针刺不能以及；在腠理，非熨焫不能以达。”又在“经络迎随设为问答”一节中再次申述了“针刺长于行气，灸焫长于散郁，针刺长于治外，汤药长于治内”的观点。所以在“诸家得失策”中又说“诸家之术惟以药，而于针灸则并而弃之”，是难以“寿民”的原因。

第二，用针药对比说明针灸疗法的优越性。如注“通玄指要赋”云：“夫治病之法，有针灸，有药饵，然药饵或出于幽远之方，时有缺少，而又有新陈之不等，真伪之不同，其何以奏肤功，起沉疴也？惟精于针，可以随身带用，以备缓急。”

第三，从远古重视针灸和针灸确有捷效的事例，说明针灸不可废弃。如注“标幽赋”云：“却病之功，莫捷于针灸。故《素问》诸书，为之首载，缓、和、扁、华，俱以此称神医。盖一针中穴，病者应手而起，诚医家之所先也。近世此科几乎绝传，良为可叹！经云拘于鬼神者，不可与言至德；恶于砭石者，不可与言至巧，此之谓也。”又语云：“一针、二灸、三服药。则针灸为妙用可知。业医者，奈之何不亟讲乎？”

第四，回答了针灸衰落的原因，是“业针法之不精，传授之不得其诀耳”（“经络迎随设为问答”），非针灸本身缺陷所致。

杨氏针灸药物并重的思想，还可从书中附录的医案体现出来。在 30 多则案例中，有的专用药治,有的专用针灸,有的针药并施。还有李邃麓公胃旁痞块、蔡都尉长子碧川公患痰火之证、王西翁乃爱患颈项核肿痛、虞绍东翁患膈气之疾、李义河翁患腿痛等,均是药未奏效而改用针灸治愈的。这都有力地说明了运用针灸是提高临床疗效的需要,也是为人类造福的需要。

杨氏对按摩疗法也十分重视,这从《针灸大成》专立按摩一卷可见一斑。其医案中,还有用手指按穴治病的记载,表明了他在临床上能最大限度地发挥各种疗法的特长。

针法灸法并重

明以前不少医家,往往存在着偏重于针,或偏重用灸的倾向。而杨氏则不偏不倚,同时兼顾。

在理论方面,《针灸大成》既转录和引证了从春秋战国到明末的许多针法文献,如卷四的九针、制针、煮针、暖针、火针、温针、折针……以及"内经补泻""难经补泻""神应经补泻""南丰李氏补泻""四明高氏补泻"等针刺补泻方法,还有家传"三衢杨氏补泻"和针拨内障法,特别是发挥透穴针法理论有独到之处。

透穴针法,杨氏之前,本在元代王国瑞《扁鹊神应针灸玉龙经》中有"偏正头风痛难医,丝竹金针亦可施,沿皮向后透率谷,一针两穴世间稀"的记载,杨氏对此做了较多发挥,并发展成为一种理论。如:治偏正头风有痰者,"风池刺一寸半,透风府穴,此必横刺方透也"。偏正头风无痰者,"合谷穴针至劳宫"。口眼㖞斜,地仓"针向颊车,颊车之针,向透地仓"。两眼红肿者,"鱼尾针透鱼腰(瞳子髎)"。两腿疼,膝红肿,"膝关……横针透膝眼"。腿足红肿,"外昆(仑)针透内吕(细)"。脾家之症有寒热,"间使透针支沟"。手臂红肿连腕疼,"液门沿皮针向后,透阳池"。寒痰咳嗽,"列缺刺透太渊"。此外,还有横斜刺法,如头维透额角,睛明向鼻中,少泽沿皮向后,风门沿皮向外,复溜沿皮向骨下,百劳,身柱,至阳针俱沿皮等。此法在万历间问世的《循经考穴编》中又有补充,如增补了13个一针二穴法和113个穴的横斜刺法,对完善透穴针法理论做出了较大的贡献。

至于灸法理论,书中同样用了较大篇幅。引述了明以前不少著名灸法,卷三有"头不多灸策",卷九的灸用材料、点火法、壮数、炷火先后、发灸疮、贴灸疮等,载述十分全面。

在《针灸大成》的字里行间,多处透露了杨氏的针灸并重思想。如"胜玉歌"谓"胜玉歌兮不虚言,此是杨家真秘传,或针或灸依法语,补泻迎随随手捻"。又如在论述八脉交会穴应用之后说:"或用艾灸亦可……不可专拘于针也。"都表明他对针法灸法不持偏见。

在临床实践过程中,杨氏也以针灸并举居多。如他的医案,即有15例是针灸配合。虽然其中有些案例如治夏中贵瘫痪、治宋宪副公长子痞块,是单用针刺治愈;而有些病例如箕川公长爱的惊风、张相公长孙的泻痢、张靖宸公夫人的血崩,则是单用灸法治疗的,但这并不意味着杨氏认识上有所偏激。相反,恰恰说明他能根据针灸二法各自的特长,以及不同病情的需要,而作出正确选择。正如"穴有奇正策"中所说:"时可以针而针,时可以灸而灸……或针灸可并举,则并举之。"

穴法手法并重

所谓穴法,汪石山谓为取穴定穴法,杨氏则认为还包括穴位针灸法及其作用主治等,这从卷六"考正穴法"及卷八首列"穴法"均可概见。而此处则主要指临床处方选穴配穴而言。

《针灸大成》的选穴配穴理论有以下特点：① 内容丰富，全书对辨证用穴、按时用穴、历代各家用穴、杨氏家传用穴，几乎应有尽有，搜罗无遗，包括了各科三百多种病证的一千多个处方。② 不少病证，有两组处方，即一个主方，一个备用方，如卷九“治症总要”以问答形式论述了151条各种病证的“前穴未效，复刺后穴”，是其他著作所未见的。③ 对井穴运用别具见地，如卷五“十二经井穴图”，不仅有12幅井穴图，还叙述了井穴主治的许多病症，并指出用缪刺法、行六阴之数等。④ 充实了八脉八穴理论，如卷五“八脉图并治症穴”，也是图文并茂，不仅有窦汉卿、高武的治症，还增加了配穴及“杨氏治症”36项，使之成为一门系统的学说。⑤ 论述了十二经主客原络配穴法，且附图12幅，建立了一种特定穴配穴理论。⑥ 重视经外奇穴，“穴有奇正策”云：“至于定穴，则自正穴之外，又益之以奇穴焉，非故为此纷纷也。民之受疾不同，故所施之术或异……而奇穴者，则又旁通于正穴之外，以随时疗症者也……”卷七专立“经外奇穴”一节，论述35个(共96个穴位)经外奇穴的名称主治。其“胜玉歌”中也有用中空穴(在肾俞下三寸再外开三寸)治腰痛的记载，都表明杨氏对应用奇穴的重视。

所谓手法，主要指针刺操作而言。杨氏在注重穴法的同时也注重手法。如卷九“治症总要”谓：“中风不省人事：人中、中冲、合谷……已(以)上穴法不效，奈何？答曰：针力不到，补泻不明，气血错乱，或去针速，故不效也。”又在半身不遂称针刺后再发时也说：“针不知分寸，补泻不明，不分虚实，其症再发。”说明不能单纯注重穴法，只有把选穴配穴和操作手法结合起来协同应用，才是取得最佳疗效的关键。杨氏在主要论穴法的“玉龙歌”注中，补充了20多处有关补泻手法理论，正是基于这一原因。

杨氏的手法理论，也有以下特点：① 种类繁多，论述详尽，除广收博采前贤手法论述外，《针灸大成》的许多篇章，还载述了杨氏家传的许多手法，特别是“三衢杨氏补泻”中所论的十二字法、下手八法、二十四法，包括了数十种单式和复式补泻手法，这对手法理论无疑是较大的发展。② 运用九六补泻有独到之处。九六补泻本在李梴《医学入门》中有所论述，李氏是承自席弘及庐陵欧阳的学术思想，杨氏对此也很重视，认为“九六”，主要指捻针次数而言，即捻拨九下(次)为九阳数，为补；捻拨六下(次)为六阴数，为泻。如“经络迎随设为问答”云：“补针之法……行九阳之数，捻九撅九……泻针之法……行六阴之数，捻六撅六。”(撅，拨也)在临床上，他常运用九六补泻，其医案凡涉及手法，多只言九六。如吕小山结核在臂，针曲池，行六阴数的泻法；又如虞绍东翁患膈气，针刺上部行六阴数，下部行九阳数，以泻上补下。③ 发展了候气、取气、行气手法，进一步把得气理论与手法补泻紧密结合起来，对提高疗效有重要意义。明以前医家虽也强调“气至而有效”，但对如何激发针感与控制针感传导很少论述，杨氏则大大补充了这方面的内容，提出了一系列方法。首先，他也认为“用针之法，候气为先”，“宁失其时，勿失其气”(见“经络迎随设为问答”及《标幽赋》注)。同时又指出了激发针感的方法，如十二字手法中的“循法”谓：“凡下针，若气不至，用指于所属部分经络之路上下左右循之。”又在《标幽赋》注中谓：“气之未至，或进或退，或按或提，导之引之，候气至穴而方行补泻。”其次，对控制针感传导方向，杨氏还指出：“病远道者，必先使气直到病所”(见“经络迎随设为问答”)，其十二字手法中的“爪摄”法谓：“用大指甲切之，其气自通行也。”又：“转针头向病所，令取真气以至病所。”“运气法”云：“凡用针之时，先行纯阴之数，若觉针下气满，便倒其针，令患人吸气五口，使针力至病所……可治疼痛之病。”此外，《针灸大成》中的“留气法”“提气法”“中气法”“五脏交经”“通关交经”“隔角交经”“关节交经”

等，莫不涉及激发针感与控制针感问题，都对前人文献的载述有所补充和阐发。

综上可见，杨氏对穴法手法是并重的，并不重视一方而排斥另一方。

我国针灸医学发展到了明代，已进入成熟阶段，杨氏博览群书，广收百家之长，加以思维客观，能扬长避短，形成了自己的观点理论。所以他的学说，多是持平之论，得到后人的公允，不是偶然的。

28　张介宾的针灸学说

张介宾（约 1563—1640 年），字会卿，号景岳，明末著名医家，浙江山阴（今属绍兴市）人。学医于金英，博览群书，举凡中医基础理论、方药针灸、靡不精通。他著述宏富，论述明白晓畅，观点明确，综核百家，剖析微义，写成《类经》《类经图翼》《景岳全书》等巨著，为发展祖国医学做出了较大贡献。故《浙江通志》谓"医学至景岳而无余蕴"，《会稽县志》称他为"医术中杰士也"，均为中肯的评价。张氏对针灸学的发挥，主要见于《类经图翼》一书，其他如《类经》32 卷中，7～9 卷为"经络类"，19～22 卷为"针刺类"，还有"会通类"有专论针灸一节。14 卷"疾病类"也有 12 经疾病等。其《景岳全书》9～36 卷"杂证谟"，在论述各科 70 余类疾病的证治中，有 20 多类涉及针灸疗法，说明张氏著作中的针灸学内容是很多的。

张氏的针灸学说，主要有以下两个方面。

经典著作与实践经验并重说

张氏对经典著作是十分注重的，尤其注重研究《内经》。为了揭示轩岐奥旨，对《内经》一书做了全面而深入的研究，进行了校勘、分类、注解、考证等工作，写成了《类经》这部名著。

由于《内经》经文含义较深，文字古奥，解析中言而不能尽其意之处颇多，张氏采用了图表形式编撰了《类经图翼》一书，内容丰富，图文并茂，除运气之外，附有经络针灸图表 79 幅，不但数量多，而且构图清晰，线条工整，造型生动逼真。

《类经图翼》中对经络腧穴及临床灸法，广收博采前人文献，上自《内经》《甲乙经》《神农经》《千金》《外台》，下至《乾坤生意》《捷法》以及针灸歌赋，无所不包。特别是其中的十四经穴主治，还收集了不少民间针灸验方，如鱼际穴下云："一传此穴兼经渠、通里，可治汗不出者，便得淋漓；更兼三间、三里，便得汗至遍身。"又如乳中穴下云："一传胎衣不下，以乳头向下尽处，俱灸之即下。"可见张氏既重经典，又不限于经典。

张氏阐释针灸经文，并不限于解释词句，而能注重实践，结合临床，进行发挥。如《论疝不当专属肝经病》指出："前阴小腹，乃足三阴，阴明，冲、任、督三脉所系，岂得独以厥阴经为言。"突破了《内经》的界限，扩大了针灸辨证论治范围。

灸能开郁拔毒、助气回阳说

注重温补，偏主用灸是张氏针灸思想的主要内容。

张氏学宗东垣、立斋，初期亦尊丹溪之说，后提出自己独有的"阳非有余"及"真阴不足"

“人体虚多实少”等理论。主张补益真阴元阳，慎用寒凉和攻伐之剂，临证常用温补方法。如《类经图翼》十一卷“针灸要览·临证灸法要穴”，专门辑录了明以前几百个灸法验方，涉及内外妇儿各科的几十种病证；《景岳全书》9～36卷“杂证谟”，20类提到针灸疗法，除5类涉及针法外，余15类全是灸方内容颇多，说明了他对灸法的重视程度。

对某些疾病的治疗，张氏认为灸胜于药。如“中风”用灸法，他引罗天益之说，认为“中风服药，只可扶持，要收全功，艾火为良”。在对痈疽的治疗方面，《景岳全书·外科钤·论灸法》中有：“李氏云，治疽之法，灼艾之功，胜于用药。”

对灸法的治疗作用，张氏在《类经图翼》“诸证灸法要穴”中说：“凡用灸者，所以散寒邪，除阴毒，开郁破滞，助气回阳，火力若到，功非浅鲜。”他认为灸法有三大作用，一是行气活血，亦即疏通经络，宣通血脉，行气散瘀，开郁破滞。在“非风·论寒热证”中，他认为：“以艾治者，当随其急处而灸之，盖经脉既虚须借艾火之温以行其气，气行则血行，故筋可舒而歪可正也。”二是回阳补气作用，亦即驱寒散邪，升阳举陷，温补脾胃。在“伤寒厥逆”中，他主张“速灸气海数十壮，以复阳气”。“而治脱肛用百会”，乃“借火力以提下陷之气”。三是散风拔毒，如治疗痈疽。《针灸要览·外科》载：“未溃而灸，则能拔散郁毒，不令开大；已溃而灸，则能补接阳气，易于收敛。”《景岳全书》还辑录了薛立斋治痈疽的大量文献，包括不少医案，用以说明灸法有良好的拔毒消肿作用。总之，这些作用都离不开温热、温补、温散、温升等几个方面。为了提高艾灸的温补作用，还可用隔物灸以及神灯照法。

张氏认为艾灸以温补为主，所以对热证用灸持反对态度。在“诸证灸法要穴”篇中说：“其有脉数、躁烦、口干、咽痛、面赤、火盛、阴虚内热等证，俱不宜灸，反以助火。不当灸而灸之，灾害立至矣。”又“非风·灸法”篇中，他认为“火盛金衰，水亏多躁，脉数发热，咽干面赤，口渴便热等证，则不可妄加艾火，若误用之，必致血愈燥而热愈甚，是反速其危矣”。热证禁灸，需要区别不同症候而运用，若一言以蔽之，则缩小了灸法的治疗范围，故值得进一步研究。

景岳注重温补，偏喜用灸，《景岳全书》还对一些名不见经传的灸法验方做了收录。如其“神仙熏照方”，就是把各种药末用棉纸包裹、麻油浸泡，然后点燃以熏照疮毒的特殊灸法，据称为孙道人所传。可见张氏既重经典，又重实践经验的科学态度。

29　郑宏纲的针灸学说

郑宏纲，字纪原，别号梅涧，清代喉科名家，约生于16世纪下半叶，安徽歙县人，所撰《重楼玉钥》中首载一篇未署名的“原叙”称：“吾乡郑梅涧先生，性好岐黄家言，其先世得喉科秘授，故于此尤精，远近无不知之，救危起死，不可胜数。”可见郑氏家学渊源，喉科造诣尤深。关于《重楼玉钥》的作者，从书中多处出现“枢扶氏曰”“梅涧医语”“梅涧论症”，可知非全出他的手笔。至于刊行时间，上瀚津门冯相棻序称，曾于嘉庆乙亥春（1815年）见到抄本，道光十八年（1838年）才“托孙君朴斋校订，付之剞劂”。

《重楼玉钥》分上下二卷（亦有分四卷者），首论咽喉解剖、生理、病理及喉科疾患的诊断预后等，次述36种喉风症治（包括部分五官、面颊、唇舌、头颈部疾病）。郑氏临床，对白缠喉

(类似白喉)尤多经验,1820年著《喉白发微》,由安徽整理印行。

郑氏治喉病,主张针药结合,对针灸尤为推重。除上卷许多病证大多述及针灸治疗之外,下卷纯是针灸专论。详述了取穴、进针、出针……加上73个喉科常用穴的部位、取法、作用、主治、刺灸法等。虽书中引证了《内经》《神农经》《甲乙经》《千金》《神应经》《乾坤生意》《针灸大成》以及不少针灸歌赋,但在理论上不乏新的见解,在实践上有不少独到之处。分述如下。

"开风路针"说

《重楼玉钥》上卷"斗底风"①一节原注云:"所谓开风路针者,盖喉风都是风邪,按穴针刺,开其风壅之路,使之外出也。"可见开风路即驱风外出之意。郑氏认为,喉风都由风邪袭人引起,这从《重楼玉钥》所称"三十六种喉风",均以风字命名可见一斑。又"喉风针诀"一节云:"喉风诸症,皆由肺胃脏腑深受风邪,郁热风火相搏,致气血闭涩,凝滞不能流行。而风痰得以上攻,结成种种热毒,故宜针法开导经络,使气血通利,风痰自解,热邪外出。"说明针刺是通过疏通经络来开风邪外出之路的。虽然咽喉疾患的病因病机非只一端,但风邪却是首恶,首恶必除,应当把驱风作为当务之急,这是郑氏的主导思想。

"开风路针"治疗的病症,《重楼玉钥》有:叉喉风②、咽疮风③、鱼鳞风④、双松子风⑤、帝中风⑥、双燕口风⑦、重腭风⑧等。又:双缠风"初起,外颈红肿至咽喉,亦皆满塞,不分红白,渐四围俱肿……若颈项遍肿及头亦肿者,属极重症,却可治,须开风路针"。可见此法还可用于极重症。其生于一侧的"单缠风",治亦同上。

"开风路针"的使用穴位,书中虽未明确表述,但从下卷"喉风针诀"及"喉风诸症针刺要穴"中不难看出,主要有风府、风池、囟会、百会、前顶、后顶、少商、少冲、合谷、商阳等,其中以督脉穴最多,乃因风为阳邪,督脉属于阳之故;其次为手太阴,阳明二经穴,又因肺与大肠为表里,肺主皮毛,风邪侵袭经络脏府,针之有利于风邪外散。

以上是郑氏"开风路针"学说的主要内容。

"破皮针"说

所谓"破皮针",乃用针刀刺破皮肤以治疗喉症的一种针法。郑氏"破皮针"学说有以下特点。

1. 刺激部位:多为患部及其附近,如"斗底风"取胸前青筋边,"双燕口风"取靠肿处,"木舌风""重舌风"取舌下弦两边无筋处,"合架风"⑨取红肿处,"爆骨搜牙风"⑩取每齿肿处牙缝中有红紫血管处,"悬痕风"⑪取红肿处,"驴嘴风"⑫取两旁肿处,"瘰疬风"针核上,"穿颔风"⑬取局部等。

2. 工具:"斗底风"原注"破皮针"云:"即铍针也。""穿颔风"也谓用铍针刺局部出血。它如"双燕口风""重腭风""木舌风""重舌风""合架风"等均称用刀破皮,乃因铍针形如刀剑之故。但有些地方称用针,如"爆骨搜牙风"、"牙痛风"、"悬痕风"、"驴嘴风"、"鱼腮风"⑭、"双搭颊风"⑮、"瘰疬风"、"穿颔风"、"乘枕风"⑯等都称用针破皮,显然,并非都是铍针。

3. 操作:主要有以下三种:① 刀切法,如"重腭风""合架风"等;② 针刺法,如"悬痕风""驴嘴风"等;③ 针挑法,如"爆骨搜牙风"。

4. 注意事项:① 刺宜浅,如"双燕口风""双搭颊风"均提到不可深刺;② 强调放血,如

“爆骨搜牙风”“悬痶风”“重腭风”“鱼腮风”“双搭颊风”“瘰疬风”“穿颔风”等均主张出血，郑氏认为，出血不仅能增强疗效，且能判断预后，“喉风针诀”云：“若针路无血，乃风热壅塞，则受郁邪日深，最为险症。”《重楼玉钥》原叙云：“余常见有垂毙者，先生刺其颈，出血如墨，豁然大愈，其妙如此。”说明郑氏运用放血疗法有丰富的经验。③ 禁忌证：“鱼口风”[17]初起，红赤作痒，起小黄泡者，不可妄针挑破；“双缠风”日久者切勿用破皮针刀；“坐舌莲花风”[18]中有一瓣尖者切不可用刀；“夺食风”[19]泡起喉内者不用针刀挑破。

“气针”说

“气针”，《重楼玉钥》未明确指出含义，但从字里行间不难了解，是与“破皮针”相对而言的。因为，有些病症不宜用“破皮针”者，却可用“气针”治疗，如“坐舌莲花风”有一类型“不可用刀……症甚者，外用气针，自然取效”。又“夺食风”，“泡若起喉内，不能针刀挑破，只须气针，针百会，前顶，后顶三穴，内泡自平”。可见，“气针”与“破皮针”，各有所长，“气针”是与“破皮针”相对的又一种针法。

“气针”的主要作用是通过“调气”和选用十四经气穴来实现的，与“破皮针”之放血和用阿是穴者有所不同。“喉风针诀”：“针曰气针，诚为诸药之先锋，乃喉风之妙诀……”接着指出先用何穴，备用何穴？重症用何穴？极重症又用何穴？“凡临诸症，先从少商、少冲、合谷……刺之；若病重者，再从囟会、前顶、百会、后顶、风府、颊车、风池诸穴刺之……留肩井、尺泽、曲泽、小海、少海、商阳、中冲、照海、足三里、隐白诸穴……不可一时针尽；如遇喉风极重之症，方可周身用针。”又，本书卷下附有人体正、侧、背三幅气针要穴图（原注：均缺），以及气针十二条经脉七十三个穴位的有关理论，进一步证明，“气针”即针刺十四经穴的一般针法。

关于“气针”工具与针刺深度，下卷“二持针歌”注谓：“以右手持气针于穴上，势若握虎……直插至应止之处。”从“插”字看，可知“气针”与“破皮针”之浅刺者不同，其使用工具，显然是毫针而非铍针。

“气针”与“破皮针”两法，能相辅相成，相互补充。选用得当，能最大限度发挥毫针与铍针、深刺与浅刺、调气与放血、十四经穴与阿是穴的治疗作用，对提高疗效有重要意义。

郑氏除以上“三针”学说之外，还有不少经验与临床特点。如其常用处方：叉喉风、缠喉风、斗底风用天突、廉泉、后顶，风府、风池、合谷、商阳、中冲、少泽、少商、然谷、照海、三阴交、足三里；双单乳蛾、燕口风用后溪、中冲、少商、合谷、风池；牙关紧闭、口眼歪斜、搜牙悬痶用颊车、承浆、合谷、鱼际、足三里，均为经验处方。特别是有的穴还不见于其他文献，如“鱼口风”一节：“唇上直痛入骨连颊……可针鼻角。”又：“若上唇赤肿……名龙唇发，可针两鼻角。”乃是郑氏独特经验。

有的病证，郑氏也用灸火治疗，如“落架风”（下颔脱臼），认为宜灸不宜针，用隔姜灸颊车可断根；又如卷上“喉风诸方”载的“火刺仙方”，谓“治一切喉痹……命在顷刻者……法用巴豆油涂纸上，拈作条子，火上点着，烟起即吹灭，令病人张口，急刺于喉间，俄然吐出紫血，即时气宽能言……盖热则宣通……又以火散结，以巴（豆）泻热邪……”属“热因热用”法，这种奇妙的疗法，实即用火灼刺，亦为郑氏独创。

附注：

① 斗底风：初起吞咽不下，胸前红肿渐至咽喉。

② 叉喉风：咽喉作紧，痰壅不能饮食渐至喉闭。

③ 咽疮风：初起咽喉有红黄疹点，渐至满口，后变紫黑，不能吞咽。

④ 鱼鳞风：帝中下，与松子风相似，但微肿处起白点，日久白点变成鳞。

⑤ 双松子风：帝中下，初起两边红紫如粟形大，渐肿，起鳞向上，渐如绿豆大，似松子，或黄皮裹住。

⑥ 帝中风：帝中红肿痛，生痰不能食，日久长大寸许，拦腰烂去半截或帝中全烂去。

⑦ 双燕口风：生在帝中两边，靠于上腭，左右俱有，红肿不能吞咽。

⑧ 重腭风：上腭靠帝中之上，红肿不能吞咽。

⑨ 合架风：上下牙床接合处，红肿痛，牙关紧闭不开。

⑩ 爆骨搜牙风：牙匡上，逐齿红肿，骨中极痛。

⑪ 悬旗风：牙床浮肿。

⑫ 驴嘴风：下唇生疮肿大。

⑬ 穿颔风：腮下红肿生核，日久溃穿。

⑭ 鱼腮风：腮颐红肿痛。

⑮ 双搭颊风：双侧面颊红肿，发热恶寒。

⑯ 乘枕风：脑后生疖毒红肿痛。

⑰ 鱼口风：唇生小疮，渐肿及面颊。

⑱ 坐舌莲花风：舌下肿，多痰涎，起瓣如莲花。

⑲ 夺食风：食后口腔起血泡在上腭或舌根。

30 吴亦鼎的针灸学说

吴亦鼎，字砚丞，安徽歙县人。约生于19世纪上半叶，编有《神灸经纶》四卷，刊刻于1853年。其书对于经络，采用歌诀体裁，颇便记忆，并有附图，实用性强。吴建纲在该书序中说："以其书之平淡无奇，不为金玉锦绣，而为布帛粟菽，通其意足以卫生，用其法足以济世。"做了恰如其当的评价。该书虽专一论灸，但吴氏却认为汤液、针、灸，三者其用不同，而为医则一，应予同样重视。但因当时习汤液者多，习针灸者寡，于针灸之中，针之手法未可以言传，而灸之穴法尚可度识，故从论述灸法出发，"由灸而知针，由针而知道，绍先圣之渊源，补汤液所不及"，以"援古证今"，推广医理，所以编辑《神灸经纶》一书。

明证善治说

吴氏在"证治本义"中明确提出了"明证善治"之说。他认为脉证不明，不能指导治疗。而天有运气不同，地有方宜之别，人有强弱之差，治疗中不能刻板执一。因此，只有"明证善治"才能为人"决死生"，拨乱反正。在针灸治疗中，若"取证未确，必至病在阴而反灸其阳，病在阳而反灸其阴，宜灸多者反与之少，则火力不及，而病不能除，宜灸少者反与之多，则火力太过，而病反增剧"。在《神灸经纶》一书中，对辨证的分析十分详尽，如"中身证略"一节，先对外邪中人身部（即躯干部）病因病机进行概括的分析，继从胸、肋、腹、腰背、虚劳、自汗盗汗、血证、鼓胀、积聚痞块、心腹痛胀、膈噎、反胃、霍乱、呕吐、咳嗽、呃逆、喘哮、嗳气、太息善悲短气、疟疾、痢疾、泄泻、黄疸、消渴、痰饮、不寐、怔忡等26个方面及人体各部与发病证候进行分析，突出了其"明证"思想。在"身部证治"中，列论疾病及症状的灸治穴位，广收博采，反映了他“善治”的观点。在《神灸经纶》“医愿”中说“必法古而不滞于古，务期当理中病”，就是他“明证善治”的体现。在“妇人证略”中，他说：“产后诸证多属于虚，然亦有不虚者，有全实者，不可因丹溪之论执一不化。”在“二阴证略”中，他说：“考古治梦遗方，属郁滞者居大半，是又不专主于固涩也，如果肾虚精滑，宜治以补涩，若属郁滞，宜治以通利，如湿热内蕴，当从脾胃酌治，如欲火大炽，思想无穷，当从心治。”所以在证治中，即选气海、关元用于补涩；三阴交、中极用以通利；用三里治脾胃；用膏肓穴从心论治等。

灸重审穴说

吴氏在“引言”中说：“用针之要，先重手法，手法不调，不可以言针，灸法亦与针并重，而其要在审穴，审得其穴，立可起死回生。”

吴氏所指“审穴”，主要是“辨明经络，指示荥俞”，认为在明证之后，审穴的内容，应首先辨明经络与脏器部位的一些相关联的内容，如“胆筋结于尻”“小腿肚属足太阳膀胱”“乳房属胃，乳头属肝”等。弄清这些对治疗是非常重要的。如他说：“若肾之筋脉从腰贯脊，并不及脐，脐痛治肾，舛谬误人。”他对经络起止部位还进行了考证，如他说：“溺孔即前阴督脉起处。”与一般认识不同。他还将某些部位的经络分别排列定位，如颈项部的经穴，根据《灵枢・本输》篇之意，定为八行，即第一行任脉，以天突定位；第二行属胃，以人迎定位；第三行属大肠，以扶突定位；第四行属小肠，以天窗定位；第五行属胆脉；第六行属三焦，以天牖定位；第七行属膀胱，以天柱定位；第八行督脉，以风府定位。在指示荥俞、考定穴位方面，他除了运用骨度、同身寸、细蜡绳度量等方法外，对有多种定位方法的穴位，均数说并存，予以详细介绍。如肺俞有三种取穴法，其一从风门下行三椎下，去脊中各二寸；其二以手搭背，左取右，右取左，当中指末是穴；其三肺俞对乳，引绳度之。又如章门穴有四种取法，其一从急脉上行，足太阴脾经之大横穴外季胁直脐软骨端，脐上二寸，两旁开六寸，侧卧，屈上足伸下足，举臂取之；其二肘尖尽处是穴；其三脐上一寸八分两旁各八寸半，季胁端；其四脐上二寸两旁各六寸，寸法以胸前乳间横折八寸约取之。其中一些方法为近代针灸医生所常用，又如“脐上五寸上脘穴分，即上焦，脐上四寸为中脘，即中焦……脐上二寸为下脘，即胃下口，属下焦”。总之，在《神灸经纶》一书中，辨明经络，指示荥俞的内容占了三分之一以上，可见“灸重穴法”是吴氏的一个重要学术观点。

吴亦鼎对灸法特别关注，其《神灸经纶》一书，是我国针灸发展史上比较系统全面的一部灸法专著，对倡导灸法的应用，有较大意义。

31　夏春农的针灸学说

夏春农，自称拙庵稀叟，邗上(今属江苏省扬州市)人，清末喉科医家，生卒年月不详。撰《疫喉浅论》，陈浩恩于同治十三年(1874年)为之作序。次年，徐兆英序称：“夏君春农，郡中名医也，每诊是疾(指疫喉痧)，辄应手而效。”鸳湖郑桂题词谓：“春农先生……于岐黄一道，尤能出奇制胜，而当道诸公，推重久矣。”可见其在当时颇负盛名。1877年，卞宝第写的序言，又对《疫喉浅论》做了评价：“春农此编。详于辨证，明于说理，精而当，简而赅。”从本书上卷“杂气成疫论”后谓“时光绪岁在戊寅(1878年)……春农自记”,可知本书写成,历经数年之久,正式刊行,当在17世纪末。书后附有“新补会厌论”,乃1899—1900年续写。夏氏门徒众多,书中眉批有其子夏增福,侄夏景昭,婿徐秉素,学生邵家驹、严德昭、陈锦昭等。

夏氏治咽喉危急之症,颇多经验,其治疗手段有三,即针刺放血、刮穴疗法、药物探吐。《疫喉浅论》“论疫喉痹至危证宜先用刺刮吐三法”一节云:“夫疫喉至危者,喉痹也……倘症势迅速,喉关肿闭,汤水难下,又非汤药速能奏效者,予再四思维,必当先刺少商穴出血以泄蓄热,仿火郁发之之旨也。按:发者,发其汗也,出血者,亦发汗之一端也。再用油钱按穴刮之,如夏令刮痧一般,使气血经隧,一齐流通,俾结热宣散,庶肿闭可开,亦仿《内经》结者散之之意也。继用吐法,以撤痰涎。”

放血泻火说

少商放血治咽喉疾患,由来已久。此法乃从唐代名医甄权为成君绰治颈肿喉痹针手食指端一法衍行而来。此后,虽历代验案屡见不鲜,但对于治疗机制,很少论及。夏氏则根据《内经》所述,做了较多的阐发。如按“诸气𣯶郁,皆属于肺”之说,认为疫喉痹乃“肺受疫火熏蒸,则气机不利……”而发病,故取肺经井穴少商;又遵“诸逆冲上,皆属于火”之说,认为本病“热证多而寒证少”“全是君相二火为害”(见“疫喉痧论治”)。根据“徐灵胎先生批陈实功《外科正宗》喉论云,喉症多端,惟热气壅塞不通,提痰无效,乃用金针刺出紫血,以泄其火”(见夏氏眉批),再用血汗同源之理,圆满地解释了放血治病的机制。

在“疫喉痧论治”一节,进一步指出:刺少商之后,还可刺患部放血:“再看咽喉红紫肿痛,已溃未溃,或溃而未深,项外漫肿,痰壅气闭,汤水难受,急用喉针在喉之两旁肿处刺入分许,或一二下,或二三下,喁去紫血,亦能泄热消肿。”此法导源于宋代范九思藏针于毛笔针愈一喉蛾患者立见奇功的案例,明代薛立斋也有验证,夏氏则明确指出,其机制亦为泄热消肿。

夏氏认为,针刺放血用于咽喉急症,并非万能。“疫喉痧论治”云:“喉腐色晦,神糊气喘,鼻搧口张,壮热自利,痧点隐约,证在不治,勿刺也,庶免归咎耳。”此论是比较客观的。

刮穴泄热说

刺法之外,夏氏并用刮穴一法。《疫喉浅论》卷首列人体正背面刮穴图各一帧,标明了30个刮刺穴位的位置。“疫喉痧论治”并对其刮刺工具、材料、操作、即时反应等做了说明:“或患者畏用针刺,可取熟开水一碗,倾豆油些许于水面,着一人取古铜钱一枚,蘸豆油向患者项外肿处刮之,如刮痧一般,刮至皮肤红晕斑起为度,亦能泄热消肿。”至于刮穴顺序,“论疫喉痹至危证宜先用刺刮吐三法”谓先刮风府,再依次刮颅息、臂臑、曲池、间使、大陵、太渊、肺俞、膏肓、心俞、肝俞、胃俞、大肠俞、膀胱俞。

用风府以祛风、颅息以清泄少阳相火;取间使、大陵、心俞、肝俞以清心、肝之火。夏氏解释《内经》“一阴一阳结,谓之喉痹”时一再指出,一阴指手厥阴,一阳指手少阳,喉痹应以二经为枢纽。至于用臂臑、曲池,乃清阳明之热,因“疫喉痧论治”提到“疫邪羁留,未从汗解,盘踞阳明”之故;取太渊、肺俞,乃因喉连肺本,口鼻吸天地疫疠之气发病,是疫喉主要原因;取诸背俞,则因太阳主表,使邪从表出之意。

对“疫痧闷伏,隐而不见,皮肤紫黑,极危极恶之证”,夏氏主张“按以上穴道,针刮并举”。“除用肩井、臂臑、紫宫、膻中、中庭、中脘、膏肓、肾俞、白环俞等穴依次刮刺外,再用三指拍打曲池、委中、阳交使出紫块，刺出黑血，并刺间使、大陵”，强调“务要出血，无血不治。凡所刺之穴，每刺一针，刺宜横而浅，不宜深而直”。

加刺阳交出血，加强清泄肝胆木火的作用，用诸任脉穴，乃使隐伏于藏府的闷痧外透。其强调针刺放血与刮穴并举，把内出血与外出血结合起来，（皮肤出现瘀斑，实乃皮内出血现象）显然可加强透痧、解毒、清心、泻火作用。

夏氏创用刮穴法治病，颇具特色，此法至今尚在民间广泛应用，且证明确有较好疗效，而其治疗范围已不限喉证，值得重视。

下篇 附 论

1 杨上善、杨玄操、王冰对针灸学的贡献

杨上善、杨玄操、王冰，基本上是同一时代（公元6—8世纪）的医家。他们对针灸医学有一个共同特点，即根据当时尚未散佚的著述，对《内经》《难经》进行了校勘、注解、整理等工作，在保存经典原貌、校勘经文错简、阐发针灸奥旨等方面有重要贡献。

杨上善（公元6—7世纪），隋代医家，爵里时代，正史无考。李廉、林亿、徐春甫称他“在大业中（605—617年）为太医侍御”。撰《黄帝内经太素》三十卷，《旧唐书》有著录，《宋志》云仅存三卷，南宋后已亡佚。光绪间，杨惺吾氏在日本访书，得仁和寺宫御藏右卷子本，乃持归于1924年印行。但书中仍缺七卷，另九卷中部分篇章缺失。1979年王雪苔等同志去日本考察针灸，又得其缺佚之第十六卷、二十卷及部分缺漏之二十二卷，于1980年补印。

杨氏根据《八十一难经》《扁鹊灸经》《秦承祖明堂》《明堂经》《曹氏灸经》等对《内经》做了诠注。同时，将《内经》的162篇原文进行分类组合排列，分摄生、阴阳、藏府、经脉、输穴、诊候、九针、补泻以及各种疾病的诊治等篇，条目井然，是现存最早注《内经》的专著。此书对经文阐释，朴实近古，日本《医心方》引证颇多，宋林亿等也曾引用以校勘王冰注的错误。如《素问》十五卷《气府论》原文“足太阳脉气所发者七十八穴，两眉头各一，入发至项三寸半，傍五，相去三寸，其浮气在皮中者，凡五行”，杨氏未注穴名，而王冰谓其即“入发至项三寸半相去三寸”的“大杼、风门”二穴。林亿指出“杨注为得……王冰为失”。

《太素》有不少地方值得在校勘《灵枢》《素问》原文时参考。如《灵枢·本输》篇谈到京骨穴位置在足“外侧大骨之下”，似嫌笼统，而《太素》则称“外踝之下也”，则更加明确。又如对王冰《素问·缪刺论》“邪客于足阳明之经”句，《太素》23卷《量缪刺》则将经字改为络字。显然，缪刺刺络，通篇均指络脉。

阐发了经文原旨，如《太素》十一卷对“孙络”一词的解释，“十五络脉从经脉生，谓之子也；小络从十五络生，乃是经脉孙也”。又如二十二卷对“豹文刺”的注释“左右前后针，状若豹文，故曰豹文刺也”。有些地方还有所发挥，如二十二卷《九针要道》注：“针入不得其气，无由补泻，故转针待气，不问其数也。得气行补泻已，即便出针，其病愈速。”说明针灸补泻要建立在得气的基础之上，在临床上有一定意义。

另外，杨上善还撰有《黄帝内经明堂类成》十三卷（以十二经脉及奇经八脉各为一卷），《旧唐书》亦有著录。但该书久已亡佚，仅手太阴肺经一卷，存于近代孙鼎宜“孙氏医学丛

书”中。从此卷可窥见全书概貌，其体例内容，主要有穴名、五行五输所属、穴位部位、误刺、留针时间、灸疗壮数、误刺误灸的后果等。该书按经脉循行逆顺排列腧穴次序，还对穴名及主治症做了解释，为他书所无。如孔最为“手太阴之郄，去腕七寸，属金，金九，水之父母”的解释：“西方金位，数当于九，故曰青金、金九、金生水，故曰父母也。”

综上所述，杨上善对针灸学的贡献是不容忽视的。

杨玄操（公元7世纪），一作杨玄孙、一作杨操、一作杨玄。据《中国医籍考》按语称“杨玄操，不详何朝人，考开元中（713—741年），张守节作《史记正义》，于仓公传采录杨氏说，则知为唐初人”。从《难经集注》杨氏自序末书“前歙州歙县尉杨玄操序”，可见他还做过县尉小官。杨氏著述颇多，《旧唐书》有《黄帝明堂经》三卷，署杨玄孙注；《新唐书》有《杨玄注黄帝明堂经》三卷，似即此书。《医籍考》还有《杨氏玄操素问释音》《黄帝八十一难经注》《针经音》《明堂音义》等，多是对《内经》《难经》经文及穴位等的训诂注释之作。现存《难经》注文，幸留于《难经集注》一书中。杨氏注《难经》自序云：“……吴太医令吕广为之注解……而所释未半，余皆见阙……吕氏未解，今并注释，吕氏注不尽，因亦伸之，并别为《音义》，以彰阙旨。”可见其注《难经》的动机。此外，《外台秘要》腧穴篇中，几乎每经孔穴都注明“甄权，杨操同”（其去玄字，可能是为了避唐讳）。可知杨氏的腧穴理论，还保存于《外台秘要》中，并成为其主要参考文献。

杨氏补充吕广注《难经》，也有不少发挥。如对“奇经”这个概念，吕氏无注解，杨氏则补充云：“奇，异也，此之八脉……与正经有异，故曰奇经也。”又如对督脉的解释，吕广曰“督脉者，阳脉之海也”，杨氏则释为“督之为言都也，是八阳脉之都纲”，概念更明确。

杨氏还纠正了吕注的某些错误。如对冲脉，吕氏谓为“阴脉之海”，杨氏则据《内经》冲为十二经之海，指出其说有误。

杨玄操注《难经》，对阐发经义有些见解是值得重视的。如对蹻脉的解释，虽然在他之前杨上善已有“人行健疾，此脉之所能”之说，但得到杨玄操“蹻，疾也，言此脉是人行走之机要，动足之所由，故曰蹻脉焉”的解释，概念更明朗化了。又如对78难针刺补泻“顺针而刺之，得气因推而内之，是谓补；动而伸之，是谓泻”。释“动而伸之”为“若得气使摇转而出之，此是泻法也”，更便于理解。

凡此不难看出杨玄操对针灸学的贡献。

王冰（公元8世纪），号启玄子，唐代医家。林亿新校注云：“冰仕唐为太仆令，年八十余，以寿终。”他得到了其师张公所传秘本，对《素问》做了编次、校订、注解，历时十二年，于762年撰成《黄帝内经素问》二十四卷，八十一篇，其中有《天元纪》等七篇有关运气学说的大论，王冰自称是“旧藏三卷”而加入的。其注释引古籍36种，除参考《甲乙经》等外，还引用了现已散佚的《经脉流注孔穴图经》《中诰孔穴图经》等文献。

在保存《素问》原文方面，补充了《黄帝内经太素》的不足。如《骨空论》：“取足心者使之跪”以下，本书有任脉、冲脉的循行主病以及督脉主病等记载，而《太素》则脱去。

又如《缪刺论》“邪客于足阳明之络，令人鼽衄、下齿寒，刺中指爪甲上与肉交者各一寸”，杨上善未注穴名，而王冰指出为大指次指之误，应为厉兑穴。又如对《通评虚实论》“刺痫惊脉五”，杨上善未注，而王氏注为“阳陵泉”等，均可作参考。

有些地方还纠正了杨上善注《太素》的错误。如《气府论篇》原文“项中足太阳之前各一”,杨谓大杼、大椎,王注则谓即风池穴。因原文明确指出为“项中”,似以王冰为是。又如《气府论》原文“下完骨后各一”,杨注为天容,王注则为天牖,亦以王注为允。因前文明确指出,这是手少阳经穴。

阐发了《素问》原旨。如王冰注《素问·气府论》对各经脉气所发穴位,都根据《甲乙经》等做了近百个穴的注解。这些穴位有不少是杨上善注《太素》未提到的。又如《素问》十八卷《缪刺论》对“邪客于手阳明之络,令人耳聋,时不闻音,刺手大指次指爪甲上,去端如韭菜,各一痏,立闻,不已,刺中指爪甲上与肉交者”,杨上善未指出其穴位,王冰则谓前者为商阳穴,后者为中冲穴。这对我们进一步理解经文有一定参考价值。

杨上善、杨玄操、王冰为隋唐时代著名医家,他们距《内经》《难经》问世之时不是太远,都是注《内经》《难经》的早期作者,对研究经典医著有较高参考价值。

三人注解经典各有特点,能互为补充,互为纠正,是校勘和理解经文的重要参考文献。

他们的著述,不仅注释了原文,阐发了经义,而且对保存古代经典著作原貌方面,有重要意义。

由于《内经》《难经》是针灸医学的古老经典文献,对后世针灸学的发展,产生了巨大影响。故注解这两部著作,对针灸学的贡献是较大的。

三位学者均应归属针灸流派中的经学派,他们的学术思想对后世影响甚大。

2 《太平圣惠方》在针灸学上的价值

北宋太平兴国三年(978 年),王怀隐等奉诏编撰《太平圣惠方》,于 992 年问世。这部巨著共 100 卷、1 670 门、方。其中第 99 卷以论述针法为主,第 100 卷是灸法专论,对保存已佚文献及发展针灸医学都有较大贡献,是继《外台秘要》之后,有一定特色而又比较珍贵的针灸文献。

第 99 卷虽名《针经》,但每穴之下均提及灸的壮数、刺灸宜忌等,并非针法专著。

《针经·序》云:“今则采摭前经……总览精英,著成一卷。”搜集了宋以前的《甲乙经》《千金要方》《千金翼方》《外台秘要》《甄权针经钞》《山眺针灸经》等内容,其中值得注意的是最后两种针灸专著。甄权是唐初针灸名家,《针经钞》一书,虽《宋史·艺文志》犹载,但宋以后亡佚。其内容虽有部分见于《千金》《外台》,但内容甚少。而《太平圣惠方》以它作为主要参考文献,直接引录了甄氏的不少经验,补充了《千金》《外台》之不足。同时,在云门穴下引证了《山桃经》(“桃”当作“眺”或为“兆”字之误)一书的内容,《宋史·艺文志》有《山眺针灸经》一卷,后佚。该书保留了两部古代文献的部分内容,是弥足珍贵的。其 12 幅穴位图以及对多属头面躯干部穴位部位和主治的叙述,原文谓“具列一十二人形共计二百九十穴”。实际仅有 164 个穴名,所称 290 穴,当指双侧而言。其“十二人形”,则是沿用了《外台》“十二人图”之名而来,但在一定程度上仍保持了《千金》三人图原貌。如 1~4 图为正面图、5~8 图为背面图、9~12 图为侧面图。至于穴位排列顺序,本书以穴从图,按号列穴,可以对照查阅。

虽然本卷内容多与《千金》《外台》相似,但在许多方面仍有自己的特色。

第一,补充了一些经外奇穴,如四神聪穴,在百会前后左右各1寸,是后世常用治头风的穴位;前关,在目外眦后半寸,治目赤头痛;上昆仑,在外踝后跟骨上陷中,治脚肿等;下昆仑即昆仑,在外踝下1寸,大筋后内陷者宛中,治冷痹腰痛等。

第二,取穴法较《外台》更加明确。如曲池穴,《外台》"在肘外辅骨,屈肘曲骨之中",而本书则指出"在肘外辅骨,曲肘横纹头宛宛中陷者"。显然明确得多。又如取委中,本书补充了"令人面挺腹地而取之"的俯卧取穴姿势等。

第三,穴位主治症,总的来看,较《外台》为少,但有些内容则为《外台》所无。如委中之治"脚弱无力""半身不遂",承筋治"身瘾疹"等。

第四,不少穴位都在《外台》的基础上增补了饮食宜忌。如灸上星"慎酒面荞麦",刺少商"慎冷热食"等。

第五,针刺深度,较宋以前有逐渐加深趋热,如下巨虚,本书云针6分,比《甲乙经》针3分要深得多。

第六,对头部倡用多壮灸法,如上星"日灸三壮,至百五壮",百会"加灸数至一百五",囟会"日灸二七壮,至七日停"。有的医家均把它作为1次数,而本书认为是累计数。为了处理多壮灸而引起"拔气太上,令人眼阇"或"热气上冲头痛"等副作用,主张以三棱针刺头上"令出血""令宣通热气"。

第七,针灸宜忌,记述较详。认为有的病以用针为佳,如上星治头风等,"灸亦得,但不及针";有的病则宜灸,如百会治鼻塞不闻香臭,"宜灸之";而治头风则"针之弥佳";有的病需针灸配合,如下昆仑治脚重痛,"速出针,出后灸之良";有的则需配合用药,如云门"理肺同药疗之"。有的穴忌针刺,如膻中穴,虽《甲乙经》云针入3分,而本书则云禁针,"针不幸令人死矣"。还有些穴在某种特殊情况下禁针,如关元,孕期禁针,否则有"落胎"可能;有些穴需技术熟练医生才能施针,如鸠尾治心腹痛有效,然"非是大好手,方可下针,如其不然,取气多,不幸令人死"。这些都是从实践中总结出来的教训。

第100卷为专论灸法,每穴之下有灸无针,主要内容:第一,灸法总论;第二,170个灸穴及36幅附图;第三,儿科疾病灸方47则及附图9幅。后来为元窦桂芳收入《针灸四书》中,称为《黄帝明堂灸经》。

从魏晋到唐宋时期,灸法有了迅速发展而达到高峰,出现了不少的灸法专著。如《隋书·经籍志》的《曹氏灸经》,据称是曹操之子曹翕的作品;《新唐书》《旧唐书》,也有《岐伯灸经》《灸经》《秦承祖明堂图》等,但这些专著,至今已亡佚殆尽,而《太平圣惠方》则精选和保存了不少有价值的内容。正如本书第100卷开宗明义第一篇《明堂序》所说:"夫明堂者,圣人之遗教,黄帝之正经……今则采其精粹,去彼繁芜,皆目睹有凭,手经奇效……并集小儿明堂,编录于次。"故《医籍考》称是"王怀隐等编书时所采入者,其实唐以前书也",是一本总结古代灸法的专著。

首先,采取了黄帝和岐伯托名的灸疗经验。如:"黄帝灸法,疗中风……不能语者,灸第二椎并第五椎上,各七壮,齐下火。"又:"岐伯灸法,疗脚转筋,时发不可忍者,灸脚踝上一壮……"还有治五噎及中风灸法等,是用黄帝和岐伯问答形式叙述的。其次,采录了华佗、秦承祖等宋以前名医的灸疗经验，如“华佗疗男子卒疝，阴卵偏大，取患人足大指去甲五分，内侧白肉际，灸三壮”。有关秦承祖灸法，本书引证最多，如著名的治癫狂鬼哭穴等。公元7世纪左右武则天时的张文仲，灸至阴治横产难产，灸内庭治卒心痛的经验等，亦多辑录。此外，对《千金》、《外台》、甄权、杨玄操等的灸法文献，都有较多的搜集。可见，本书集灸法之大成，内容是很丰富的。

本卷总论部分，论述了灸法取穴、体位、点火法、壮数、发灸疮法、淋洗灸疮法、贴灸疮法、日神月忌等，并有不少发挥。如首先提出以中指2节为1寸的指寸法；令已通用。特别是对古籍中有关灸疗时间的禁忌，提出“通人达士，岂能拘此哉”的观点是难能可贵的。

此书有灸成人取穴图36幅，灸小儿取穴图9幅，加上第99卷的12幅图，总共57幅。在我国古代，针灸图在晋时已出现，至南北朝时逐渐增多，但早期的针灸图大多已亡佚。如《千金》《外台》中虽称有《明堂图》，但已不见，像《太平圣惠方》收载针灸穴位图像之多，是罕见的。从构图看，清晰工整，形象生动，有站、立、坐等多种体位，虽今天看来有些穴位定位不太准确，但作为古老的图像，其构思能与显露穴位的体位相结合，已经是很有价值的了。

关于170个灸穴，有的是仅见于本书所载的经外奇穴。如扁骨穴，在肩端上两骨陷中，灸治肩中热等症；又如右关穴，在阴都下1寸，宛宛中灸治多睡、大便难、腹绞痛等症。

本卷最后是小儿科疾病灸法验方。据称其编辑动机是：“小儿灸法散在诸经，文繁至甚，互说不同。”因此“按诸家明堂之内，精选到小儿，应验70余穴，并是曾经使用，累验神功”的经验总结，可视为灸法用于儿科的最早专辑。但有相当一部分受以前文献限制，只有部位，没有穴名。如灸惊痫取顶上旋毛中，耳后青络脉；灸目翳取第四椎节上；灸风痫取鼻柱上发际宛宛中；灸痈痢取尾翠骨上3寸；灸睡中惊取肘横纹上3分；灸角弓反张取鼻上人发际3分等，都有临床指导意义。

3 《圣济总录》在针灸学上的价值

《圣济总录》二百卷，是继《太平圣惠方》之后，北宋政和年间（1111—1117年）又一部官修巨著。书成不久，未及刊布，遭靖康之变，被携往北地。此后，分别于金大定年间（1161—1189年），元大德年间（1300年）付印，新中国成立后重印。全书计66门，收载医方近两万个，虽各卷涉及针灸内容甚少，但191～194卷则是针灸专卷。

该书内容多是辑录前人文献，如有关腧穴的定位与主治，多与王惟一的《铜人经》同，去除了一些饮食禁忌和引证文献名称等内容。

此书编排眉目清楚，是一部较好的文献整理著作，总论首骨空、次骨度、后经脉、经穴各论，先经脉、次络脉、再次经筋，然后是各经腧穴，层次井然，有条不紊。十二经脉之后，则为奇经八脉。先督任，体例同十二经，其六条奇经也结合循行，罗列腧穴，详载与十二经的交会关系，给人以系统完整的感觉。再如针灸处方，从《内经》直至宋初论著，几乎搜罗无遗，论及的病症有50多类，临床参考称便。内容之广，收集之全，为宋以前文献之冠。

对人体骨骼结构的认识

本书详细记载人体365骨节的名称与部位，是其他针灸专著所未有的。

由于作者认识到，针灸经穴与骨骼学的关系至为密切，因而191卷开宗明义第一篇即首先论述《骨度统论》与《骨空穴法》。《骨度统论》云："凡用针，当先明骨节，骨节既定，然后分别经络所在，度以身寸，以明孔穴，为施刺灸。"又称骨度。"《内经》具载，但有骨空去处，其骨度之说，徒有其名，未载其法……故著于篇，以冠针法之首云"，说明了首先补述骨骼的原由。

365骨节，包括头面部72（其中牙齿36）、躯干部97、上肢60、躯干及下肢136，这个数字系作者有意与365穴、365络以及每年365日应合，与现代解剖学之骨骼为206者不符。其次，每个骨节之下，对有髓无髓、有液无液等也做了说明，虽不尽翔实，但对骨骼学的补充，对提高经穴定位的准确性有一定意义。在距今近九百多年前的当时，对骨骼结构就有如此全面的认识，实不容忽视。

统一经穴排列顺序

经穴排列顺序，是宋以前一直没有统一的重大问题。直到北宋初年问世的《太平圣惠方》，仍然存在着比较混乱的状况。至11世纪上半叶，王惟一的《铜人经》中仍如此。其时，经穴排列情况主要是：① 把头面躯干与四肢腧穴割裂开来叙述，头面躯干穴分正人、侧人、伏人按部划线排列；四肢腧穴则按12经从肢端向上依次排列。② 有的文献，如《外台秘要》虽把穴位全部归入十二经脉，但较混乱，如把任脉归属足少阴经，把督脉归属足太阳膀胱经等。

为了统一以上诸说，突出经络在针灸学中的地位，密切经络与腧穴的关系，《圣济总录》做了较大的调整。不仅将354个腧穴全部归属十四经脉，并根据《灵枢·经脉》的记述，依据经脉行走方向做了重新编排，对奇经八脉除任督以外的六脉所属穴位也逐一做了说明，虽然其中尚有部分经穴的排列次序与经脉循行分布不符，但总的来看，为经穴理论的条理化、系统化、规范化奠定了基础，结束了长期以来的混乱局面，对后世产生了深远影响，对人们理解和掌握经穴理论也提供了有利条件。

对针灸处方学的发挥

本书处方内容丰富，既搜集了古代名著如《内经》《甲乙经》《肘后方》《千金》《外台》《太平圣惠方》《铜人经》等文献，也采录了当时流传的一些"遗法"，所谓"众穴之外，又有遗法者，附之于后"（见《圣济总录·诸腰痛灸刺法》），还参考了一些已经亡佚的专著。如在《治黄疸灸刺法》中云："灸黄疸法，在脐两傍各一寸半，各灸五壮。出《普济针灸经》。"又在《治口齿灸刺法》之下提到治喉肿的关冲时说"《普济针灸经》云主喉痺、舌卷、口干"等（此书成于何时，以及出自何人手笔，尚待考）。

有些处方，补充了名著之不足。如《治痈疽疮肿灸刺法》云："痈疽始发，或小或大……急须攻之……亦宜当头以火针针入四分（火针，本书又称'针烙'）。"又肠痈灸法，也记述了"灸两足大趾歧间各三壮"一法，均未见于以往文献。

此外，对《内经》经文也做了阐发，如《治咳嗽灸刺法》引《素问·咳论》"治藏者治其俞，治府者治其合，浮肿者治其经”原文，并做了发挥。指出肺咳取太渊，浮肿取经渠，胃咳取三里，浮肿取解溪……的具体方法，补充了经文语焉不详和杨上善、王冰等人注解的疏漏。

刺灸禁忌与误针解救

《圣济总录》对刺灸禁忌问题，也有不少独特见解，如与《甲乙经》比较。

《甲乙经》《圣济总录》禁刺穴对照表

文献＼禁刺穴	神庭	上关	颅息	人迎	缺盆	乳中	鸠尾	石门	三阳络	云门	脐中	五里	承筋	脑户	承泣	膻中	气冲
《甲乙经》	√	√	√	√	√	√	√	√	√	√	√	√	√				
《圣济总录》	√		√						√		√	√	√	√	√	√	√

本书未将《甲乙经》全部禁刺穴位列出，仅就其增加的四个禁刺穴来看，大多在重要脏器处，实践证明是值得注意的。

《甲乙经》《圣济总录》禁灸穴对照表

文献＼禁灸穴	头维	脑户	风府	五处	承光	瘖门	脊中	心俞	白环俞	丝竹空	承泣	素窌	下关	人迎	乳中	石门	气冲
《甲乙经》	√	√	√	√	√	√	√	√	√	√	√	√	√	√	√	√	√
《圣济总录》	√	√	√		√	√	√	√	√			√	√	√			

文献＼禁灸穴	经渠	天府	阴市	伏兔	地五会	阳关	耳门	气街	瘈脉	渊腋	鸠尾	攒竹	睛明	迎香	天牖	少商	阳池
《甲乙经》	√	√	√	√	√	√	√	√	√	√	√						
《圣济总录》	√	√		√	√	√				√		√	√	√	√	√	√

从上述比较可见，五处、乳中、石门等穴《圣济总录》并未禁灸是有一定理由的；其增加睛明、攒竹等穴禁灸，也有一定解剖依据。

《误伤禁穴救针法》，是本书特色之一，显然是总结了当时的经验写成的。这里罗列了30多个腧穴由于误刺所造成的不良后果以及针灸腧穴解救的方法。如伤手心令人“闷倒、眼直上”，可刺神庭等穴解救；伤涌泉令人“百神俱散”，可用人中、百会穴解救等；伤脑户令人“命绝”，可用囟会解救等，从其临床表现看，类似现代晕针，其内容大多有现实意义。

虽然，有些误刺后果是由于当时历史条件限制和使用针具不同所造成，目前临床并不多见，如刺伤太阳令人“目枯”，刺伤中府令人“鼻塞不闻香臭”等，但可作为参考。

4 庄绰对针灸学的贡献

庄绰(12 世纪),字季裕,南宋清源(今属山西省)人,官至朝奉郎前南道都总管。建炎元年(1127 年),由河南许昌避乱到泗滨(今属陕西省)。因患疟疾为医误治,致使“荣卫衰耗”,酿成重病。“得陈了翁家传为灸膏肓俞”二次,自丁亥(1107 年)至癸巳(1113 年)六年中灸满三百壮,一年后第二次报灸一百壮,“自是疾证浸减,以至康宁”。据庄氏称,当时亲友“见此殊功,灸者数人,宿疴皆愈”。乃于建炎二年(1128 年)“考医经同异,参以诸家之说,及所亲试”,写成《灸膏肓俞穴法》这部著名的灸痨专著。庄氏著作还有《脉法要略》《本草节要》等,已佚。

《灸膏肓俞穴法》一书,共分十篇,除主要引证孙思邈的有关论述外,还转引了王惟一的《铜人经》、王怀隐等的《太平圣惠方》等文献,结合当时名医石藏用的论述,参考当时陈了翁、张济、潘琪、泉州僧人、普陀院僧人等的经验,再加上作者自己的切身体验及看法,重点对膏肓俞穴的部位、取法等做了考证。虽然全书字数不多,但能把各种理论观点逐条整理,对选用膏肓穴治劳等很有参考价值。

灸劳之法,肇始于唐代,孙思邈《千金要方》《千金翼方》,曾载有膏肓穴的取法、部位、作用、主治病证与用灸壮数等。《千金要方》卷三十“杂病第七”云此穴可灸六百壮至一千壮,并盛称其功效。谓“无所不治,主羸瘦虚损,梦中失精,上气欬逆”等。且提及其作用:“此灸讫后,令人阳气康盛。”庄氏用孙思邈的理论以指导医疗实践,取得了显著疗效,故在《灸膏肓俞穴法》一书的跋中引用了孙真人“若能用心方便,求得其穴而灸之,无疾不愈”之说,认为“信不虚也”。本书还在《石用之取穴别法第八》及《叶潘等取穴别法第九》两节中引述了不少传闻及治例,谓“绍兴己未岁,余守武昌时,总领邵户部玉云:少时病瘵,得泉州僧为灸膏肓……遂一灸而愈”。又称有叶余庆者,“尝病瘵疾……有僧为之灸膏肓穴,得百壮,后二日,即能行数里,登降皆不倦,自是康强”。可见此法在当时佛门中应用颇广,直至今天还在民间流传,可见其影响之深远。

5 闻人耆年对针灸学的贡献

闻人耆年,具体生卒年代不详。但其著作《备急灸法》写成于宋代宝庆丙戌年(1226 年),作者自序称在乡间从事医疗活动近四五十年,到了“齿发衰”的晚年才成书。由此看来,他生于 12 世纪下半叶。《备急灸法》一书,署“槜李闻人耆年述”。槜李乃古地名,在今浙江嘉兴县西南,则作者当是今浙江人。此书虽篇幅不大,但内容翔实,多为经过作者亲自试验的灸治急病验方,故序言中提到既“以此养生”,又“以此利人”,而且“施之无疑,用之有效,返死回生,妙夺造化”。序言中还对编撰此书的目的意义做了表白。他说:“每念施药惠人,力不能逮,其间惠而不费者,莫如针艾之术,然而针不易传,凡仓卒救人者,惟灼艾为第一。”体现了闻人氏急症用灸的学术思想。

《备急灸法》记述了二十二种病证的灸疗方法。一是各种痈疽(“诸发等症”),用蒜片间隔灸 300~2 000 壮;二是肠痈灸两肘尖各百炷;三是疔疮灸掌后四寸,两筋间(此处近人名为"疔俞")14 炷;四是附骨疽,灸法同前;五是皮肤痒,灸两臂屈肘曲骨间(曲池)21 壮;六是突发心痛,灸间使 14 壮;七是小便不通,转胞,膈盐灸脐中 21 壮;八是霍乱吐泻,灸两肘尖各 14 壮;九是霍乱转筋,灸两踝尖各 3 壮;十是风牙疼,灸外踝尖 3 壮;十一是精魅鬼神所淫(癫狂),灸两少商 3 壮(即鬼哭穴);十二是夜魇不寤(神昏不醒),灸足大趾上各 7 壮;十三是卒忤死(昏厥),灸间使 14 壮;十四是溺水,灸脐孔三、五十壮;十五是自缢,灸手足大指(趾)横纹中各 10 壮;十六是急喉痹,灸手小指甲后各 3 壮;十七是鼻衄,握手屈大指灸骨端上(大指一、二节间,大骨空)3 壮;十八是难产,灸右脚小趾尖(至阴)3 壮;十九是小肠疝气,灸足大趾上(大敦)各 7 壮;二十至二十二是蛇伤,灸新咬处 14 壮;犬咬伤,灸咬处 1 壮;狂犬咬伤灸所咬处 100 壮;自后日一炷,满百日乃止。各灸法兼有插图,对推广灸法起到了积极作用。这些灸方,虽然不少并非他的独创,但闻人广为收辑,而且确有效验,宜于推广应用。例如昏厥灸间使、小肠疝灸大敦等,已为众所周知;其中难产灸至阴一法,现已扩大应用到治孕妇胎位不正,证明有较高的转胎率,说明其实用价值确实可靠。

关于《备急灸法》书后附的"骑竹马灸法",在外科痈疽急症中运用,素为学者所重视。从现今所能见到的文献看,此法最早当出于宋代,至少在北宋年间已广泛流传。例如《备急灸法》刊刻者孙炬卿谓此书还有"蜀本",可见当时四川就有流传;同时,此闻人氏早四十多年的《卫济宝书》中亦载此法,作者东轩居士谓"灸诀休宁道人见教",则当时安徽休宁地区亦有人用到。直到清代,祁广生撰《外科大成》,亦记述此法。据称对"发背、脑疽、肠痈、牙痛、下部痈、奶痈、喉痈、手足一切痈疽或胸腹不测丹痈紧硬之属",均有较好疗效,可见其影响之深远。

总之,闻人耆年继承了葛洪用灸治疗急症的学术特点,并且发展了其施用方法与主治范围。虽然书中所列病证少数并非急症,但对完善急症用灸理论是有贡献的。

6　滑寿对针灸学的贡献

滑寿,字伯仁,号樱宁生。元末明初(约 1304—1386 年)人,祖居许州襄城,出生于江苏仪真,定居于浙江余姚。从京口(今属江苏镇江)名医王居中学医,精研《内经》,并参会张仲景、刘守真、李明之诸家,学颇有得。学针法于东平高洞阳,尽得其术,起废愈痼,不可胜记。故所至人争迎致之,以得一言定死生为无憾。著有《难经本义》《十四经发挥》《读素问钞》《读伤寒论钞》《诊家枢要》《痔瘘篇》等,其针灸学术内容多见于前两种。

《难经本义》,全书分上下二卷,卷外尚有阙误总类、难经汇考、难经图等内容。成书于 1361 年,刊行于 1366 年。全书八十一难,首列经文,次附注释,凡荣卫部位、脏腑脉法、经络腧穴以及病理、诊断和治疗等,都加以辨误考证,并有作者的见解,作为评断。该书序中说:"析其精微,探其隐赜,钩其玄要,疑者辨之,误者正之,诸家之善者取之,于是难经之书,辞达理明,条分缕解,而《素问》、《灵枢》之奥,亦由是而得矣。"

《十四经发挥》,全书三卷,刊于 1341 年。上卷为"手足阴阳流注篇",中卷为"十四经脉气所发篇",下卷为"奇经八脉篇"。其中有附图 16 幅,即十四经加正背面骨度分寸图各一幅。再加上经穴歌及每穴所在部位的说明,令人一目了然。他在自序中说:"以《灵枢经·本输》篇、《素问·骨空》等论，裒而集之，得经十二，任督脉之行腹背者二，其隧穴之周于身者，六百五十有七。考其阴阳之所以往来，推其骨之所以驻会，图章训释，缀以韵语，里为三卷，目之曰十四经发挥。”在文字上与《金兰循经》有许多相同之处。吕复在该书序中说：“观其图章训释，纲举目张，诚足为学者出入之向方，实医门司南也。”

滑氏循经列穴，倡十四经穴说，是他的一个主要学术思想和成就。他将十二正经与任、督二脉的经穴按经脉循行分布加以整理，归纳为十四经。经络系统有十二经脉和奇经八脉，滑氏认为有穴位的十四经脉，应是其中的主体，在人体中具有更重要的作用。所以把十四经穴逐一循经做了考证和训释，纠正了《圣济总录》中足少阳经、足阳明经在头面部的某些穴位，以及足太阳经在背腰部的一些穴位排列次序与经脉循行走向差误的缺点，发展了经络学说，对明清医家具有重要影响。他的十四经学说，宋濂在《十四经发挥》的序中说：“十二经者，左右手足各备……至若阴、阳维、蹻、冲、带六脉，固皆有所系属，而唯督、任二经，则包乎腹背而有专穴，诸经满而溢者，此则受之，初不可谓非常经而忽略焉，法宜与诸经并论。”滑氏发挥了《内经》的经络理论，如督脉主病，他就补充了“从少腹上冲心而痛，不得前后为冲疝，其女子不孕、癃痔、遗溺、嗌干，治在督脉”等。显然扩大了经络理论在临床上的应用。

主要参考文献

（唐）王冰注：黄帝内经素问　商务印书馆 1931 年初版，1955 年重印第一版
　　　　　　灵枢经　商务印书馆 1931 年初版，1955 年重印第一版
（隋）杨上善：黄帝内经太素　人民卫生出版社 1965 年版
南京中医学院：难经校释　人民卫生出版社 1979 年版
成都中医学院：伤寒论讲义　人民卫生出版社 1960 年版
（东汉）张仲景：金匮要略方论　人民卫生出版社 1956 年版
山东中医学院：针灸甲乙经校释　人民卫生出版社 1979 年版
福州市人民医院：脉经校释　人民卫生出版社 1984 年版
（晋）葛洪：肘后备急方　人民卫生出版社 1956 年版
（唐）孙思邈：备急千金要方　人民卫生出版社 1982 年版
　　　　　　千金翼方　人民卫生出版社 1957 年版
南京中医学院：诸病源候论校释　人民卫生出版社 1980 年版
（唐）王焘：外台秘要　人民卫生出版社 1955 年版
（宋）王惟一：铜人腧穴针灸图经　贵池刘氏玉海堂影刻本
（宋）王怀隐等：太平圣惠方　人民卫生出版社 1958 年版
（宋）许叔微：普济本事方　上海科学技术出版社 1959 年版
　　　　　　伤寒论著三种　商务印书馆 1956 年版
高文柱辑校：小品方辑校　天津科学技术出版社 1983 年版
（宋）圣济总录　人民卫生出版社 1962 年版
（金）刘完素：素问病机气宜保命集　人民卫生出版社 1959 年版
（宋）闻人耆年：备急灸法　江宁藩署刻本
（宋）王执中：针灸资生经　上海科学技术出版社 1959 年版
（元）窦桂芳辑：针灸四书——灸膏肓腧穴法　人民卫生出版社 1983 年版
（元）杜思敬：济生拔萃　长沙商务印书馆景印元刻本
（元）窦桂芳辑：针灸四书——子午流注针经　人民卫生出版社 1983 年版
（宋）窦材：扁鹊心书　上海千顷堂书局刊本
（金）张子和：儒门事亲　上海科学技术出版社 1959 年版
湖南中医研究所：脾胃论注释　人民卫生出版社 1976 年版
（金）李杲：兰室秘藏　人民卫生出版社 1957 年版
（明）刘瑾：神应经　日本正保二年田原仁左卫门本
（元）窦桂芳辑：针灸四书——针经指南　人民卫生出版社 1983 年版
（元）罗天益：卫生宝鉴　商务印书馆 1959 年版
（元）朱丹溪：格致余论　人民卫生出版社 1956 年版
　　　　　　局方发挥　人民卫生出版社 1956 年版
　　　　　　丹溪手镜　人民卫生出版社 1982 年版
　　　　　　丹溪心法　上海科学技术出版社 1959 年版
　　　　　　脉因证治　上海科学技术出版社 1958 年版
（元）滑寿：十四经发挥　针灸杂志社 1936 年铅印本
（元）王国瑞：扁鹊神应针灸玉龙经　商务印书馆景印文渊阁本
（明）徐凤：针灸大全　人民卫生出版社 1958 年版
（明）汪机：针灸问对　上海科学技术出版社 1959 年版
　　　　　外科理例　人民卫生出版社 1963 年版

(明) 李梴：医学入门　上海校经山房石印本
(明) 薛己：薛氏医案　人民卫生出版社 1983 年版
(明) 高武：针灸聚英　上海科学技术出版社 1961 年版
　　　　针灸素难要旨　上海科学技术出版社 1959 年版
(明) 张介宾：类经　人民卫生出版社 1980 年版
　　　　类经图翼　人民卫生出版社 1965 年版
　　　　景岳全书　上海科学技术出版社 1959 年版
(清) 郑梅涧：重楼玉钥　人民卫生出版社 1956 年版
(清) 吴亦鼎：神灸经纶　中医古籍出版社 1983 年版
(清) 夏春农：疫喉浅论　清光绪五年存吾春斋藏版刊本
黑龙江祖国医学研究所：针灸大成校释　人民卫生出版社 1984 年版